四川省中医药管理局立项课题

谢氏正骨

谢晓龙◎主编

四川科学技术出版社

图书在版编目(CIP)数据

谢氏正骨 / 谢晓龙主编. -- 成都 : 四川科学技术出版社, 2022.7
ISBN 978-7-5727-0593-9

Ⅰ. ①谢… Ⅱ. ①谢… Ⅲ. ①正骨疗法 Ⅳ. ①R274.2

中国版本图书馆CIP数据核字（2022)第100674号

谢氏正骨

主　　编　谢晓龙

出 品 人　程佳月
责任编辑　李迎军
责任出版　欧晓春
出版发行　四川科学技术出版社
　　　　　成都市锦江区三色路238号1栋1单元　邮政编码 610021
　　　　　官方微博：http://e.weibo.com/sckjcbs
　　　　　官方微信公众号：sckjcbs
　　　　　传真：028-86361756
成品尺寸　145mm×210mm
印　　张　8.5　　字数　225千　　彩页　3
印　　刷　成都勤德印务有限公司
版　　次　2022年7月第1版
印　　次　2022年7月第1次印刷
定　　价　58.00元
ISBN 978-7-5727-0593-9

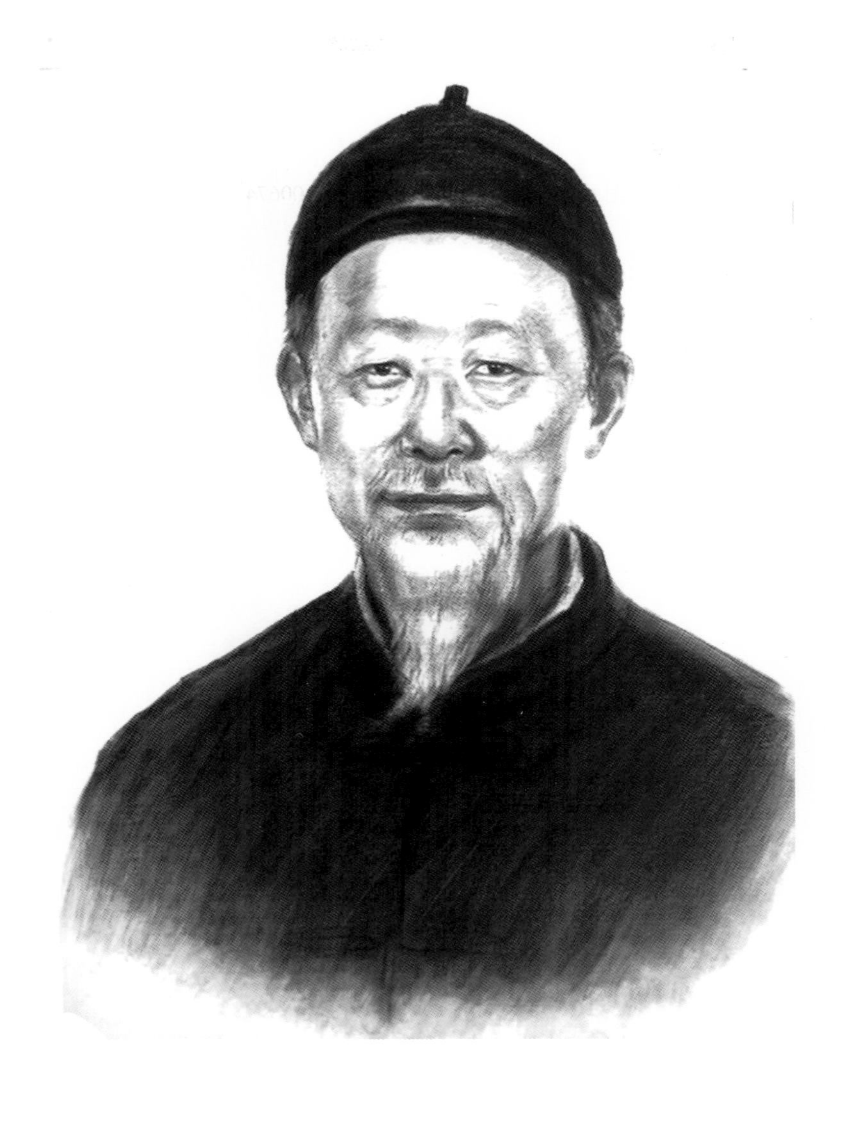

谢氏正骨第一代创立人谢南庭

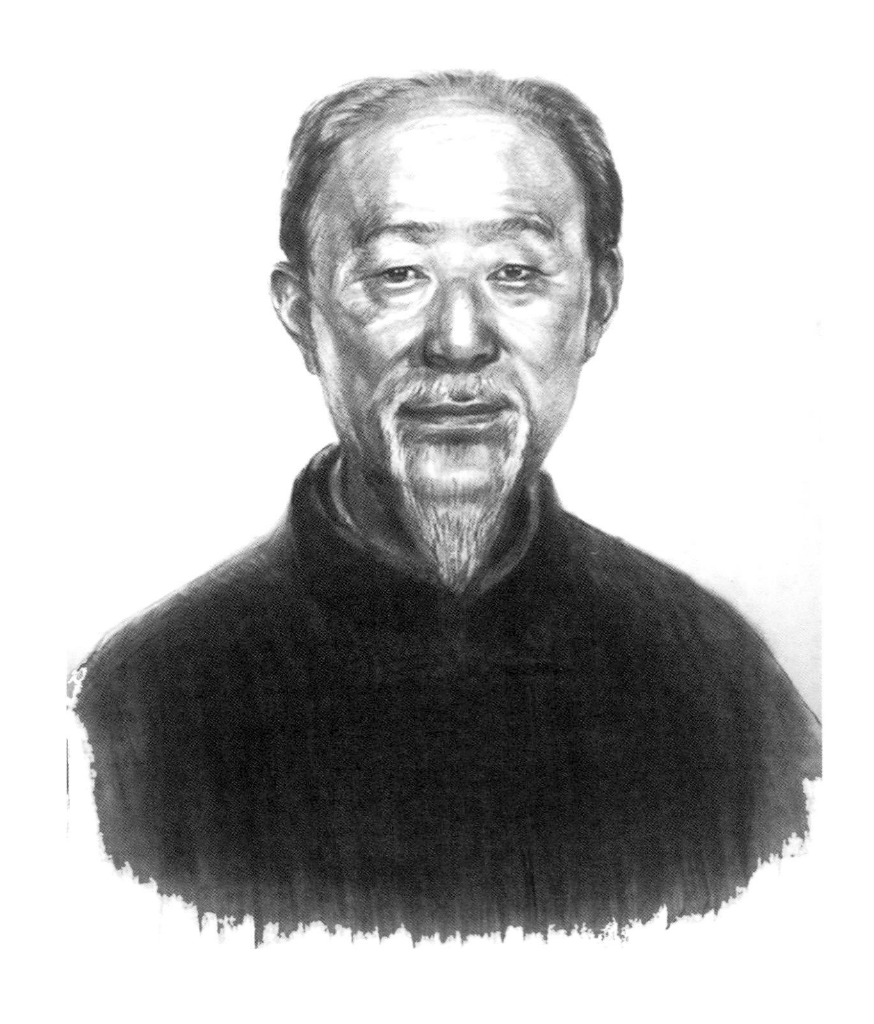

谢氏正骨第二代传承人谢德斋

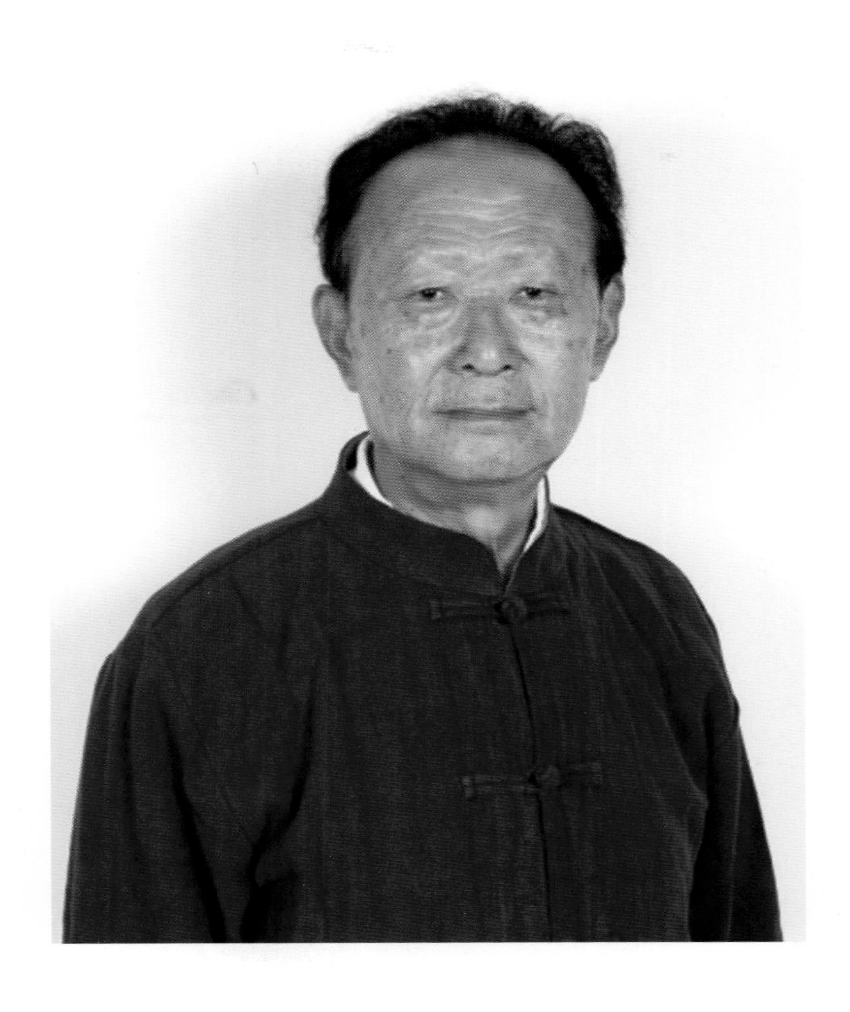

谢氏正骨第三代传承人谢忠文

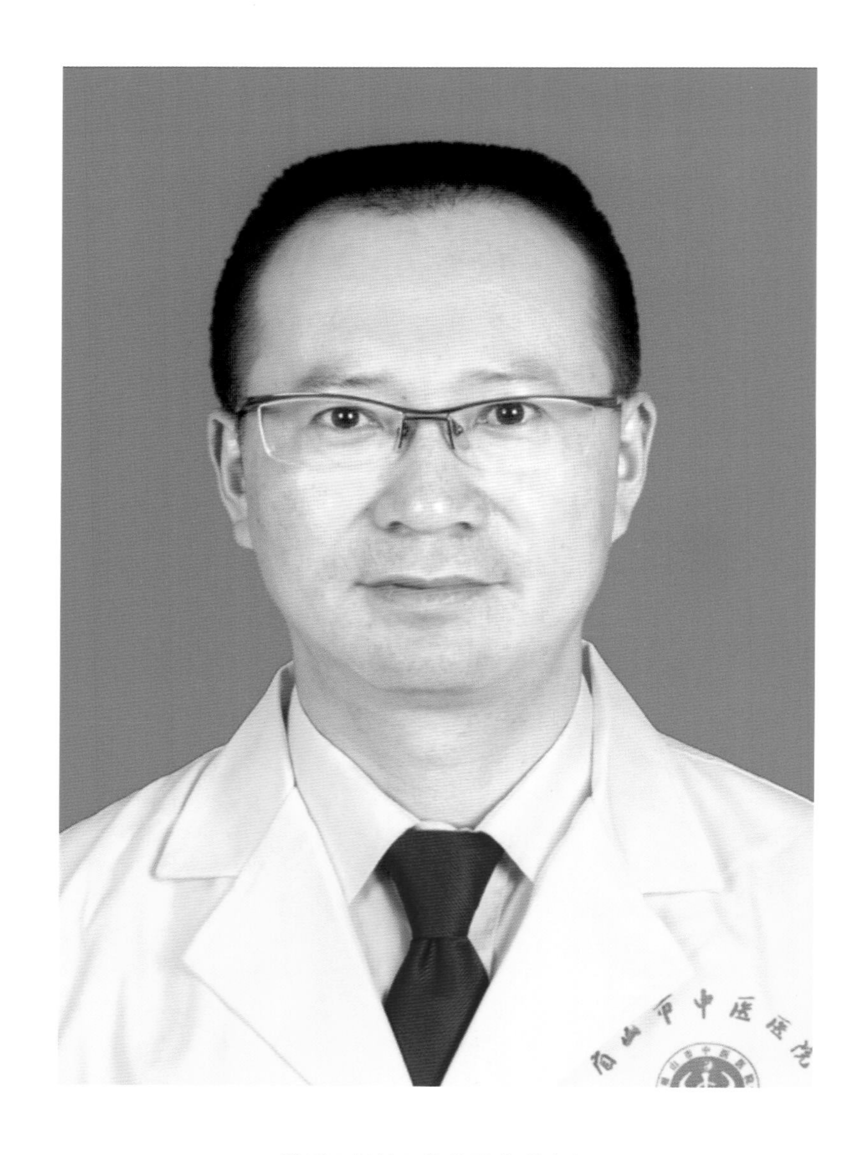

谢氏正骨第四代传承人谢晓龙

编 委 会

序

谢氏正骨流派由四川眉州白马铺（今眉山市东坡区白马镇）清末武医谢南庭（1886.6—1954.11）创立。谢南庭擅长八卦掌及八卦刀，系峨眉派密传八卦掌，师从无考。有武必有伤，为治武伤，其多方拜师学习正骨手法，博采众家之长，医道渐精。谢南庭在眉州白马铺开馆立业，广治患者，使谢氏正骨声誉渐隆。

继创立人谢南庭之后，其子谢德斋始为塾教，后承家技，将谢氏正骨疗法上升到理论层面，立验方，传口诀，将一生心血尽传其子谢忠文。谢忠文幼承家学，常为乡民接骨疗伤，后在眉山05厂任厂医，正骨心得颇丰。谢忠文之子谢晓龙更是少年立志秉承家传，青年时考入成都中医药大学中医骨伤专业深造，毕业后立志将谢氏正骨疗法发扬光大，摒弃子承父业的传统观念，带徒授业，广治患者，将家传医术广传四川省内外。

谢氏正骨手法主要概括为十六字诀：审度、摸量、牵转、提按、夹挤、折顶、回旋、捏微。触诊十一式：弃、取、轻、重、缓、急、久、旋、刺、扳、叩。小夹板外固定的材料有杉树皮、泡竹片、柳木等。自制中药有外敷七方“新伤1号、陈伤1号、通筋散、四生散、香附散、消炎散、姜桂散”和内服验方“活血散、通痹散、补肾壮骨散、痛风方”等。

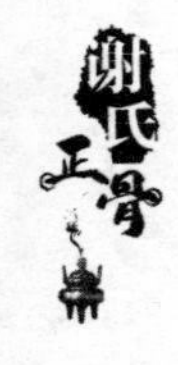

谢氏辨证施治、遣药组方有其独到的特点，主要表现为：明辨跌打损折、善用引经之药、重视四时用药、治伤不忘疏肝、喜用当归青皮。谢氏在诊断方法上也有其特点：如用银针法判断骨折移位及复位情况，听诊器听骨传导音判断骨折及移位情况（取长骨骨突位置听诊）。在传统针灸方面，对传统灸法有所改良，自行创制大面积艾绒温灸器，已申请获得国家实用新型技术专利。

谢氏正骨疗法传承百余年自成一派，以其独特的正骨手法、严谨的用药理念、丰富的治伤经验，为眉山及周边地区的骨伤患者做出了较大的贡献。本书为谢氏正骨流派传承人为进一步挖掘继承本流派学术思想所整理而成，谬误之处，敬请斧正。

编　者

2021 年 12 月

目 录

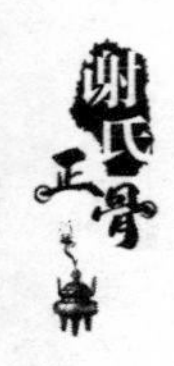
谢氏正骨

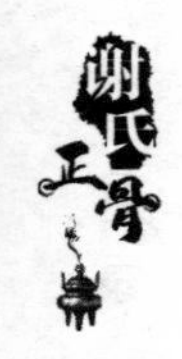

附录

谢氏正骨流派介绍

谢氏正骨流派源于清末武医谢南庭（1886.6—1954.11），谢庭为眉州白马铺人，性好习武。谢南庭习武擅长八卦掌及八卦刀，但其习武师承已无法明确考证。谢氏后人考证，清代及民国时期，峨眉派的密传八卦掌在四川流行甚广，清代的绿林称这种掌法叫排行掌，但是这一支与董海川的八卦掌、青城派的八卦绵掌、武当派的游身八卦掌都不属于一个系统，内功、掌功、呼吸法的练习方法都有很大的区别。

有武必有伤，谢南庭习武之余，潜心研习正骨技术，并多方拜师学艺，医道与日俱增。谢南庭心系乡民，在当地悬壶济世，正骨疗伤，每获良效，民望颇高。谢南庭在为众多乡民疗伤的环境下，不断总结，兼收并蓄，刻苦精研，为谢氏正骨流派开创立业。之后，谢氏正骨流派三代人子承父业至今。

创立人谢南庭之子谢德斋在当地开堂坐诊，眉山及其周边地区前来就诊者络绎不绝。因其曾为塾教，文字功底深厚，故能将谢氏正骨疗法进一步系统化、理论化，编有谢氏正骨“触诊十一式”“正骨十六字诀”等一系列正骨理论，并将谢氏正骨验方全部整理成册，为谢氏正骨疗法的理论化做出了巨大的贡献。

谢德斋之子谢忠文，幼承家学，在当地常为乡民疗伤，并在眉山05厂任厂医，主要诊治骨伤科疾病，在家传的基础上有

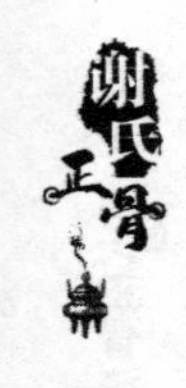

所发展。虽然谢德斋手稿被毁殁，但谢忠文对其家传正骨理论及正骨验方了若指掌、成竹在胸，故能在临床上广泛使用，疗效显著。目前临床应用最广泛的有外敷七方、活血散、通痹散、补肾壮骨方、痛风方、熏洗方、熨烫方、一系列药酒方等，为谢氏正骨疗法的传承和发展做出了不可磨灭的贡献。

谢忠文之子谢晓龙，立志将谢氏正骨疗法发扬光大，摒弃子承父业的传统观念，带徒授业，工作期间将谢氏正骨验方毫无保留地贡献给眉山市中医医院，其中活血散（归红活血丸）、通痹散（三七通痹丸）、补肾壮骨方（参鹿壮骨补肾丸）均已发展成为院内制剂，不遗余力地发展谢氏正骨疗法，并已申请获得多项发明专利及实用新型技术专利，开拓性地提出“大骨科、大康复”的整合理念，使得医院骨伤康复科得到迅猛发展。

谢氏正骨发源地及辐射区域

谢氏正骨流派发源于四川省眉山市东坡区白马镇。白马镇自古就是眉州西外重镇，名始唐朝，《四川通志》《眉州志》《眉山县志》均有地名事件等记载。

白马镇位于眉山市城区西面近郊，距眉山主城区 7 km，地处浅丘，地势略为西高东低，平均海拔约 400 m，坡度不超过 15% 。属于亚热带湿润气候，气候温和，四季分明，冬无严寒，夏无酷暑，霜月少见，雨量充沛。水域丰富，通济堰、醴泉河流经域内。

谢氏正骨传承百余年，传承人遍及眉山、乐山、成都、阿坝藏族羌族自治州、湖北、河北、山西、重庆、琼海等地。

第一章　谢氏正骨经验

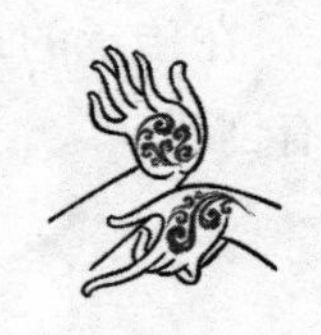

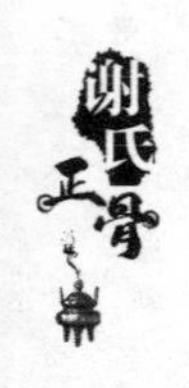

第一节　谢氏正骨十六字诀

谢氏正骨流派源于清末武医谢南庭。其在正骨技术方面有正骨十六字诀：“审度、摸量、牵转、提按、夹挤、折顶、回旋、捏微”，触诊十一式：“弃、取、轻、重、缓、急、久、旋、刺、扳、叩”，以口诀形式传承于后代。其正骨技术在四川眉山地区广泛开展应用百余年，在传承的过程中多有拓展与完善，其传承人在临床实践中也有创新。

一、审度

正骨需知骨，需望、需触、需问；望形、望气、辨移位、断虚实，此为审局。正骨如棋，大者兼顾全局，微者不差毫厘，不急不躁，不折不屈，达则通便。正骨需度情，莫不先以其知，规虑揣度，而后敢以定谋事。其为谢氏正骨总纲。

谢氏正骨流派提出审度观念，即“审局”与“度情”。谢氏提出“正骨需知骨，需望、需触、需问；望形、望气、辨移位、断虚实，此为审局”，注重全方位汲取信息以明确诊断，也有其传承初期无现代化影像设备，全凭临床经验判断的局限性。

谢氏正骨在传承中注重诊断技术及技能的培养，通过望诊、触诊、问诊等多种手段获取疾病信息。谢氏提出“正骨如棋，大者兼顾全局，微者不差毫厘，不急不躁，不折不屈，达则通便”。正骨技术的实施需讲究策略。“正骨需度情，莫不先以其知，规虑揣度，而后敢以定谋事”，综合考量疾病转归及患者需求。

谢氏传人视正骨如棋局，考证其理念与宋代《棋经十三篇》多有相似，而谢氏正骨创立人谢南庭允文允武，其在棋道、书法、传统武术等方面多有研习，其正骨理念借鉴了《棋经十三篇》“论局篇”“审局篇”“度情篇”。在临床实践中，正骨技术的应用不仅需有诊断技术、正骨手法及方法、固定手段、康复技术、药物治疗技术等全局把控，也需要考虑患者需求，兼顾社会、心理因素，制定最适合患者的诊疗方案。

二、摸量

谢氏正骨流派提出了规范化触诊的方法，“弃、取、轻、重、缓、急、久、旋、刺、扳、叩”触诊十一式。不同手法探寻、量度各种骨损伤。弃者分先后，不触痛处；取者就轻，先查不痛处；轻触即痛为表；重取在深；缓触即痛为虚寒；急为瘀滞；久按为虚；旋转关节不利者为卡压；针刺可知骨之离断；扳转可断筋之脱槽；叩之可闻骨之断续。

伤科疾患多有筋骨移位，“手摸心会，机触于外，巧生于内，见微知著，骨之截断、碎断、斜断，筋之纵、卷、弛、挛、翻、转、离、合，虽在肉里，以手扪之，自悉其情”的触诊技术就成为基本功，提出需使用不同手法探寻、量度各种骨损伤。

触诊对于伤科骨折脱位疾病和痛症疾病诊断意义重大，其贯穿伤科疾病诊治的全过程，从触诊怀疑骨折脱位，到影像检查看到骨折脱位，再从触诊确定骨折线或是脱出的骨端，再到触诊确定复位，最后才是利用影像检查证实复位，每一步都和触诊挂钩。

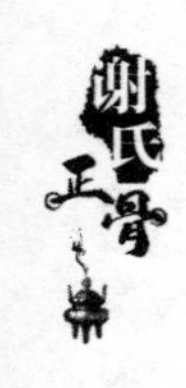

三、牵转

对抗牵引，欲合先离，离而复合。扳转回旋，楔铆贴合。此法始于葛洪，危亦林称为“拽”，《普济方》又称“扯拽”“拽伸”，也就是拔伸牵引。通过拔伸扯拽，可将骨折重叠移位拉开，可使脱位复位。这是谢氏正骨主要的正骨手法。

关于拔伸法，自蔺道人始，就指出了要顺向拔伸，并需要二三人对抗牵引。拔伸时，对抗牵引力的支点应在骨折远近端，不宜超关节进行牵引。牵引时需徐徐拔伸，不能用暴力。谢氏正骨手法十分重视对软组织的保护，应避免在该手法中加重软组织损伤。

四、提按

陷者复起，突者复平。上下提按，左右端挤。捺端，称“捺正”，《正骨心法要旨》称“端法”，少林寺学派称“端正”，《正骨心法要旨》载：“端者，两手或一手擒定应端之处，酌其重轻，或从下往上端，或从外向内托，或直端、斜端也。”通过捺端，纠正骨折的侧方移位及两端的分离和旋转移位。

五、夹挤

双骨尽折，夹骨端，挤骨分，称为夹挤分骨捏法。所谓捏，意为用拇指和其余四指对向挤压，或两手指相对挤压。捏法是《普济方》介绍复位肱骨、前臂骨折和胫腓骨折及足踝部骨折脱位的方法。其载：“臂膊骨伤科折法（尺桡骨折），令患人正坐，用手拿患人胳膊伸舒，揣捏平正”“腿胫伤折法……如骨折处，再用手按捏骨平正。”通过捏法，可以使合拢的双骨折分离。

六、折顶

骨端互顶，反折而复位。利用杠杆原理，以骨端为支点对抗肌肉张力，反方向折顶，主要针对肌肉丰厚的部位。又称为拽提，即用力收入骨，危亦林称为“拽”。《正骨心法要旨》载：“提者，谓陷下之骨，提出如旧也。其法非一，有用两手提者，有用绳帛系高处提者，有提后用器具辅之不致仍陷者。”此法用力较大，因此明清正骨科医生在运用时，十分注重依据局部情况而分别轻提或重提。《正骨心法要旨·手法释义》也指出：“倘重者轻提，则病莫能愈；轻者重提，则旧患虽去，而又增新患矣。”

七、回旋

巧力旋骨，解锁复位。多用于背靠背的斜行、螺旋形骨折及有软组织绞锁的骨折。此类骨折手法整复是因软组织绞锁，单纯的拔伸牵引难以复位，其操作要领在于在筋肉松弛情况下，以近折端为中心，巧力将远折端环绕近折端回旋，而后运用折顶技术令骨折复位。

施行回旋技术，在乎医者指腹与患者皮肉接触的细微感觉，触及筋结之处，有效感触筋膜张力，顺藤摸瓜，顺势推、提、按，因势利导，巧力解结。

八、捏微

捏微捋正。对微小骨折移位，进行轻缓复位。其表现在两方面：对骨折移位的碎骨片尤其是粉碎性骨折的复位，进行轻缓复位，如“捏泥塑”，手法轻柔和缓，通过复位者指腹的细微

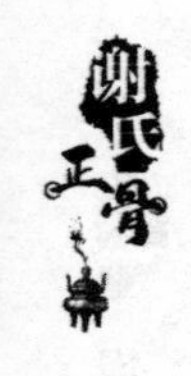

感知，寻找骨折的楔铆结构，对骨折进行捏微捋正。骨折手法整复过程可能延续骨折早期2周内多次通过影像学资料进行调整校正。该手法多用于桡骨远端粉碎性骨折、髌骨骨折、踝关节及足部周围粉碎性骨折等。

另一方面，对骨折局部力学环境复杂的骨折，采用分阶段辅助固定夹板及固定角度渐进式复位的方法进行整复，如对肱骨外科颈骨折（外展型），骨折手法整复后摒弃传统蘑菇头压垫方式，骨折夹板内不放置压垫而通过内收体位固定上臂的方式辅助维持骨位并根据影像学复查情况逐步调整内收角度达到良好骨折整复目的。

谢氏正骨传承是结合流派传承与近现代正骨技术的总结与应用，《正骨心法要旨》为谢氏正骨流派传人入门书目，其源于中医传统文化传承，也有实践中后人的创新发展，不断丰富正骨手法技术内涵。

第二节　骨伤治疗原则

谢氏推崇尚天裕老先生提出的“动静结合、筋骨并重、内外兼治、医患合作”理念，并将其作为谢氏从事骨伤科诊疗的指导原则。

一、动静结合

动静结合是指骨折或脱位复位后，须选择合适的局部外固定方法和功能锻炼法，把固定（静）与运动（动）科学地结合起来，以达到损伤尽快愈合和伤肢功能早日恢复的目的。局部固定（静）应是有利于伤肢功能活动的有效固定，而功能锻炼（动）应是不影响骨折移位的运动，所以，“动静结合”是骨折关键的治疗原则，一定要根据不同部位损伤的特点，不断创新有效的局部固定方法，并制定更为科学的运动疗法。

二、筋骨并重

一切外伤性骨折、脱位都有骨与筋肉的合并损伤，而直接暴力所致严重骨折，其筋肉皮等软组织损伤更加严重。因此在诊断治疗时，必须同时重视骨折和软组织损伤的诊治，不可只有治疗骨折的片面思想，殊不知许多骨折的功能障碍都与软组织受损、病变直接相关。谢氏提出正骨亦需理筋的观念，对关节周围急性损伤的处置注重早期筋嵌压的整复，尤其重视足踝

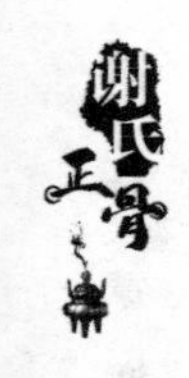

部位损伤的早期处置。谢氏认为足踝部为下肢重要负重结构，而足踝部关节结构复杂，其包括距小腿关节、距跟关节、距跟舟关节、跟骰关节、跗跖关节等，各关节被深筋膜包裹，在其损伤时往往出现关节周围深筋膜的撕裂并嵌压到关节间隙，因足弓的张力作用很难得到解锁。嵌顿在足踝关节间隙的筋膜组织因挤压导致坏死、释放炎性介质，其改变关节的力学结构及关节内微环境，逐步引起以关节软骨退化变性和继发软骨增生、骨化为主要病理变化的创伤性关节炎后续改变。早期通过手法整复，解决筋膜嵌顿为预防进一步创伤性关节病发生的必要手段。

谢氏对无明确骨折及脱位的各种足踝部损伤也采取了手法整复以达到理筋解除嵌压的目的。对陈旧性的足踝部损伤采用持续性足踝部背伸位牵引达到足背部关节间隙压力减轻，筋膜张力增加，使嵌顿在关节间隙的损伤筋膜缓慢回缩而达到缓解关节炎症反应的目的，有一定的治疗作用。

三、内外兼治

中医治疗疾病的精髓是整体观念和辨证论治，十分重视局部损伤与整体的密切关系。“肢体损于外，则气血伤于内，营卫有所不贯，脏腑由之不和”充分说明了局部创伤对整个机体的影响。因此，对骨折的治疗，不仅应对骨折局部进行复位固定、敷药等治疗，还应积极对骨折并发症或骨折后局部瘀肿、筋骨组织气血营卫受损及脏腑机能变化等施行内服中药等疗法，以取得更好的疗效。内外兼治是局部与整体相结合的科学治疗思想的体现。

四、医患合作

医患合作体现了现代生物—心理—社会整体医学模式思想，可充分发挥病人在治疗疾病和康复中的主观能动性，调动病人的生理、心理机能，增强其战胜疾病的信心，积极配合医护人员进行功能锻炼。建立医患合作、沟通与信任的关系，对患者骨伤和心理的康复具有重要作用。

第二章　谢氏正骨手法

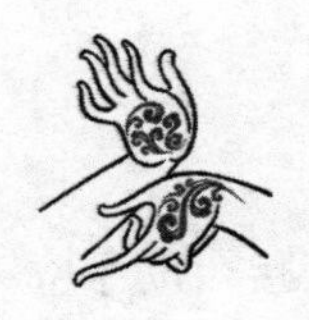

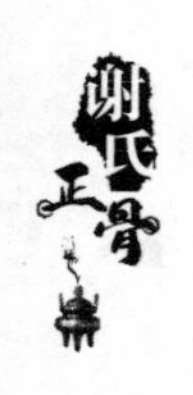

第一节　锁骨骨折

儿童青枝骨折或无移位锁骨骨折，无须整复，可用三角巾或颈腕吊带悬吊胸前1～3周，早期功能锻炼即可，中1/3或中外1/3骨折需进行手法整复固定。对于成人锁骨骨折，因骨折固定困难，首选手术治疗。对于儿童锁骨骨折，几乎都是保守治疗。

一、膝顶复位法

患者坐于凳上双手叉腰，助手立于患者后侧，一足踏于凳上，其膝部顶于患者背部正中，双手握其肩，向背后徐徐拔伸，使患者挺胸，双肩后伸，以矫正重叠移位。术者立于患者前方，用提按手法矫正整复断端移位。

二、“∞”字绷带固定

复位后，在锁骨上下窝分别放置一大小相宜的棉花条或高低垫，上盖一纸壳压板，用胶布交叉固定在皮肤上，然后用“∞”字绷带缠绕固定，并用三角巾悬吊患肢于胸前。

三、手术适应证

骨折合并神经、血管损伤或骨折端压迫皮肤者；骨折重叠 >2 cm、不愈合或畸形愈合影响功能者；开放性骨折愈合影响功能者。

第二节　肩胛骨骨折

一、手法复位

1. 无移位或移位轻的骨折

一般以三角巾悬吊伤肢，前臂固定于胸前 4～6 周即可。

2. 有移位的骨折

可在局麻下行手法复位。患者坐位，一助手固定患者躯干，一助手牵患肢外展 70°～90°位。术者紧握肱骨头做前后摆动牵引，利用关节囊及韧带的牵拉，使移位骨片复位。

二、固定

术后拍片证实复位后，在肩胛体部上一棉垫，外用较硬的纸壳固定，用弹力绷带包扎，患肩给予三角巾悬吊固定前臂于胸前即可。

三、手术适应证

肩胛颈骨折移位超过 1 cm 或在横断面或冠状面上成角 >40°；浮肩或肩关节悬吊复合体（SSSC）两处以上损伤；肩盂关节内骨折；肩峰、喙突等骨突骨折移位较大者。

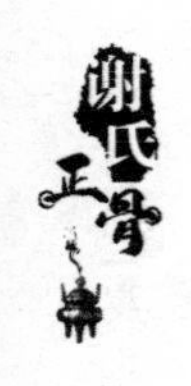

第三节　肱骨近端骨折

国外学者 Neer 根据骨折解剖部位、移位程度、软组织损伤程度等不同的组合因素，将肱骨近端骨折分为四个部分（肱骨解剖颈、大结节、小结节和外科颈）骨折，其分类主要依据是骨折的移位程度，以及移位大于 1 cm 或成角畸形大于 45°为标准。

1. Ⅰ部分骨折

骨折可包括肱骨解剖颈、大结节、小结节和外科颈四个部分，但是骨折移位轻，未超过 1 cm，成角畸形小于 45°。

2. Ⅱ部分骨折

某一主要骨折块与其他三部分有明显移位。

3. Ⅲ部分骨折

两个主要骨折块彼此之间分离，以及与另外两个骨折块之间均有明显分离。

4. Ⅳ部分骨折

肱骨近端四个主要骨折块之间均有明显移位，形成四个分离的骨折块。

一、手法复位

1. 无移位和移位轻的骨折

一般用的三角巾悬吊胸前 2～3 周即可。

2. 移位1/2以上的骨折

行手法复位，仰卧位，将伤肢上臂外展前屈位经伤侧腋窝，用布带向健侧做对抗牵引。一助手将伤肘屈曲90°，沿肱骨纵轴牵引。术者用手在肱骨远端用提按手法先矫正内外移位，再向后按压远端纠正前后移位。

二、外固定

夹板固定，先用绷带缠绕四层，再用四块超肩夹板置于超肩关节前后内外，在骨折移位处各上一压垫，然后用束带四条捆扎固定。上臂后侧铁丝托板将肘关节固定在90°，前臂用三角巾悬吊，3～4周拆除托板逐渐活动，骨折愈合后拆除夹板。

三、手术适应证

1. 手法复位不成功或复位后不能维持的NeerⅡ～Ⅳ部分骨折。

2. 陈旧性骨折不能手法复位者。

3. 肱骨头劈裂骨折。

4. 慢性肩关节脱位合并超过40%关节面破坏的肱骨头压缩骨折。

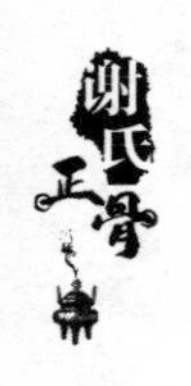

第四节　肱骨外科颈骨折

裂缝骨折和嵌插骨折：仅用夹板固定，三角巾悬吊胸前 4 ~ 6 周即可开始练习功能。

一、手法复位

患者仰卧肘关节屈曲，前臂中立位，肩外展 45°（外展型）或 70°（内收型），前屈 30°，用一宽布带绕过腋窝，一助手紧拉布带，另一助手分别握患肢肘部和腋部，沿患肢纵轴方向进行拔伸牵引，以矫正短缩和旋转移位，然后再根据骨折类型采用不同的复位方法。

1. 外展型骨折

术者用双手拇指按于骨折近端外侧，其他各指抱骨折远端内侧，采用内外推拉手法，同时内收肘部。

2. 内收型骨折

拇指按骨折远端的近端向内推，其他四指拉骨折远端外展，同时外展肩。整复后，肱骨头如有旋转，或向前成角时，采用前屈上举过顶法复位。可用双手拇指，在后侧推骨干远端，余四指抱近端，助手同时 180°上举过肩，以纠正向前成角。

二、外固定

用超肩夹板 3 块放于上臂前、外、后向下达肘部，短木板 1

块，放于腋窝，近端用棉花包成“蘑菇头”，外展型骨折“蘑菇头”顶住腋窝，内收型骨折“蘑菇头”倒放。外展型捆扎束带四根，悬吊胸前，内收型固定于外展90°。

三、手术适应证

1. 青壮年患者多次手法复位不成功，或稳定性差，复位后再次移位者或骨折后因严重移位，造成血管、神经损伤者。

2. 骨折后合并肩关节脱位，手法复位失败者。

3. 陈旧性骨折治疗晚，不能手法复位者。

4. 目前大多根据Neer分型中骨折的类型和病人的特点及需求来决定是否手术以及行何种手术治疗。

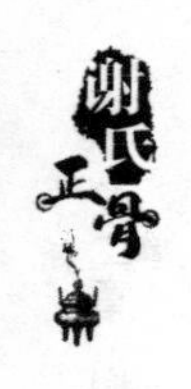

第五节 肱骨干骨折

大多数肱骨干骨折成人采取手术治疗，儿童大多数采取非手术治疗。

一、手法复位

患者仰卧位，一助手用布带通过腋窝部向上牵引，另一助手握住其前臂，在中立位向下牵引。重叠移位较多的横断骨折，牵引力量可稍大，一般牵引量不宜过大，否则会导致过牵、分离。

术者根据移位情况进行整复。如中1/3骨折（骨折线在三角肌止点以下）双拇指抵住骨折近端外侧，余四指置骨折远端的内侧，两拇指推按近端向内，两手四指提拉远端向外，矫正侧方移位后，再用同样手法矫正前后移位。

骨折复位后，两助手放松牵引，术者捏住骨折部位，轻微摇晃骨折端，可感觉到骨折端有整体接触感，而且骨擦音消失，提示骨折已复位。若复位后一松手出现弹响，则考虑有软组织嵌夹在骨折间。应采用回旋手法，给予解脱断端间的软组织后再行复位。

若下1/3骨折多为螺旋形骨折，术者一手推骨折远端向内旋，另一手握住近端外旋，同时做旋转推挤扣紧螺旋面。再用提按手法矫正前后移位，即使螺旋面未能对齐，略有少量重叠，两折端接触面大，骨折也能愈合，愈合较好。

二、夹板钢托外固定

骨折需分析骨折移位方式，根据移位情况放置压垫。肱骨中 1/3 骨折以两点挤压或三点挤压法安放压垫，然后置夹板四块于（前、后、左、右）布带捆扎固定屈肘 90°，旋前或中立位钢丝托板固定，悬吊胸前。肱骨中下段骨折常因肢体重力而产生骨折端分离，固定时需用三角巾将肘部和前臂兜紧。

三、手术适应证

1. 开放性骨折，合并血管损伤。
2. 闭合性骨折合并桡神经损伤，并嵌夹于骨断端间。
3. 陈旧性骨折不愈合。
4. 多段骨折、浮动肘、双侧肱骨干骨折。
5. 病理性骨折。
6. 多发性创伤合并肱骨干骨折。
7. 延伸至关节内的骨折并移位。

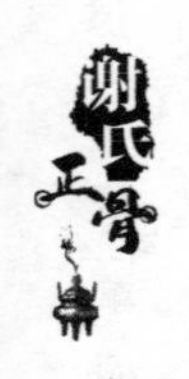

第六节　肱骨髁上骨折

一、手法复位

1. 伸直型

伤后6~8小时复位，愈早愈好，若超过24小时肿胀明显，需待肿胀高峰期过一周以后进行延期复位，伴有张力水疱、剧烈肿胀者，需行尺骨鹰嘴牵引，一周左右再行复位。超过半个月骨折移位明显者，须麻醉下进行骨折复位。

手法复位操作步骤：

患儿由家长正抱坐位，肩关节外展约40°位。

（1）对抗牵引法：在垂直面进行矫正重叠嵌插移位。甲助手双手握上臂上段，乙助手握前臂行中立位牵引，牵引3~5分钟。

（2）扣髁旋转法：矫正旋转移位。术者用双手拇指扣住肱骨远端内外髁，由矢状面内旋至冠状面。

（3）内推外拉法：矫正侧方移位。在甲乙助手持续牵引状态下，术者双拇指推远端内侧向外，余四指拉近端向内，远端助手桡偏前臂，术者及助手同心协力从而矫正尺移、尺偏。

（4）推拉屈肘法：矫正前后移位。纠正尺移之后，术者随即将双拇指移至内外髁后侧，推远端向前，余四指抱骨干，拉近端向后。术者用推拉法的同时，乙助手屈肘，纠正前后移位。

2. 屈曲型

除矫正前后移位与伸直型的手法，着力点方向相反外，其余手法同伸直型。

二、固定

1. 不管是手法复位后或骨牵引，复位后，都还需小夹板固定。

固定体位：伸直型骨折宜屈肘90°～110°，屈肘角度随肿胀消退而逐渐减小，屈曲型宜半屈肘于40°～60°位固定。尺偏型骨折，多数人认为前臂旋前固定可减少肘内翻的发生，桡偏型骨折固定于旋后位。

按骨折移位方向，准确加压垫，伸直尺偏型，在肘后、内侧远端放梯形垫，外侧近端放塔形垫；均衡置放四块夹板后用三条束带捆扎。肘关节后侧放一长铁丝托板包扎固定。桡偏型相反。

2. 尺骨鹰嘴牵引，将上肢多功能牵引复位固定器置放于床旁，将患肢外展90°，摆好体位，牵引绳通过远端牵引支架上滑轮，挂上砝码，重量1～2.5 kg。

三、手术适应证

严重开放性骨折，合并神经、血管损伤；陈旧性骨折影响肘关节功能及肘内翻畸形严重；后遗肘内翻畸形15°以上者。

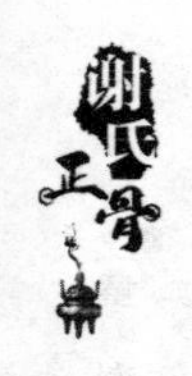

第七节　肱骨外髁骨折

肱骨外髁骨折系关节内骨折，要求解剖复位。故在施手法整复时必须认真检查并分析X线片，认清骨折类型、骨折块移位及翻转的程度，只有完全纠正其骨折块翻转移位，才能确保复位的成功。

肱骨前线、轴线与肱骨头的关系：肱骨前线为肱骨下1/3前骨皮质线与肱骨小头骨骺中1/3处相交；轴线是肱骨下1/3轴线，肱骨小头骨不超过轴线；X线泪滴是由肱骨远端鹰嘴窝、冠突窝及外髁骨突的骨皮质构成，X线泪滴连续中断考虑肱骨髁部骨折；脂肪垫征正常关节不出现，如侧位X线片肱骨远端出现低密度影，像“八”字征时，考虑肘部有积液或积血。

一、手法复位

1. Ⅰ型骨折

无移位，可外敷一号新伤药，托板固定患肘屈曲90°腕背伸位2周，2周后去除托板，进行功能锻炼。

2. Ⅱ型骨折

患者坐位，术者一手握其腕部进行牵引，徐徐内收前臂，以加大肘外侧间隙，一手拇指按住向外移位的骨折块推向内侧，同时外展前臂使其复位。

3. Ⅲ 型骨折

以右侧为例。助手握持右上臂，术者右手握持前臂、左手指抚按其肘部，摸清骨折块的方位和翻转的骨折面，右手将前臂旋后屈肘，同时左拇指将骨折块推向肘后方，接着术者左拇指按住向外翻转骨折块折面的上方，向内下方按压，使其回转，以纠正骨折块外翻。然后，术者持前臂于肘半屈曲位边牵引边旋转，左拇指在后方推骨折块向前、内，使其还位。

二、固定

在维持骨位下，外髁部放置一梯形垫，内髁上方置一塔形垫，用肱骨髁上夹板及铁托将患肢固定在屈肘 90°腕背伸位，前臂旋后位 2 ~3 周。

三、手术适应证

一般骨折移位大于 0. 2 cm，外髁翻转严重、闭合复位困难，以及Ⅳ型骨折者，可手术切开整复，克氏针内固定。

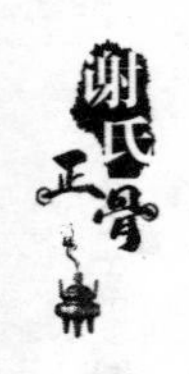

第八节　桡骨头骨折

根据骨折类型，一般分为5型。

1. Ⅰ型

裂纹骨折，桡骨头外侧关节面的一半被撞折，折线自桡骨头关节面斜向外下，骨折块无移位或稍向下移位。

2. Ⅱ型

桡骨头骨骺分离或桡骨颈骨折，骨折发生在颈部，折线呈横形。根据桡骨头移位的情况可分为两个亚型。ⅡA型：桡骨头向外后偏歪，关节面与桡骨纵轴线形成角度，呈“歪戴帽”状。ⅡB型：桡骨头无明显移位，但两折端相互嵌插，严重时可并发桡尺远侧关节纵向移位。

3. Ⅲ型

塌陷形骨折，桡骨头关节面被压而塌陷。

4. Ⅳ型

劈裂骨折，骨折线同Ⅰ型，骨折块明显移位。

5. Ⅴ型

粉碎形骨折，骨折块在3块以上。

一、手法复位

适用于移位较大的劈裂骨折及“歪戴帽”。两助手分别握持上臂和前臂，在肘微屈、前臂内收位下牵引并缓缓旋转，术者根据桡骨头移位的方向，用拇指推按使其复位，同时屈伸肘关节数次以解除关节囊的嵌顿。

二、固定

复位后，肘部包裹两层绷带，用葫芦垫于肘外后侧固定桡骨头，胶布粘贴，上前臂夹板及钢托固定患肢屈肘90°，前臂中立位或旋后位3周。去除固定后，练习肘关节活动。

三、手术适应证

骨折移位超过2 mm，引起机械性阻挡，影响前臂旋转功能，采用手术复位内固定。

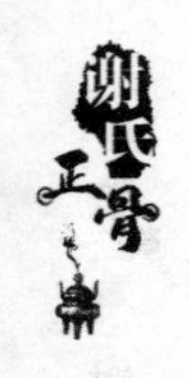

第九节　尺骨鹰嘴骨折

一、手法复位

骨折轻度移位者，应予手法整复，术者一手握患肢前臂，使肘微屈，另一手拇、示两指卡住鹰嘴折块向下推挤，同时伸肘，使其复位。

二、固定

复位后，用一棉条压于鹰嘴上方，保持伸肘位钢托固定1～2周，再换为肘微屈位固定1～2周。

三、手术适应证

骨折块较大涉及关节且手法整复失败者。

第十节 桡尺骨干双骨折

前臂的主要功能是旋转，因此，治疗前臂骨折要求尽量恢复其旋转功能。在整复时，须将骨折的重叠、旋转、成角和侧方移位矫正，并在维持固定下至骨折愈合，方能恢复其功能。

一、手法复位

手法整复应遵循如下原则：

1. 首先应拉开重叠，恢复桡尺骨骨间隙，然后矫正骨干旋转移位。

2. 骨折类型相同，两骨折线在同一平面，且移位方向一致时，应将其视为一整体，同时进行整复。

3. 骨折类型不同时，则应先整复稳定的横形、锯齿形骨折，然后整复不稳定的斜形、粉碎性骨折。

4. 上段骨折，应先整复尺骨，后整复桡骨；下段骨折先整复桡骨，后整复尺骨。

患者仰卧位或坐位。肩稍外展 60°~80°、屈肘 90°。两助手分别握持上臂下段及手部进行拔伸牵引。桡骨骨折端在上段时，行旋后位牵引；在中段及下段时，行中立位牵引，至重叠矫正。术者双手分别由两侧捏持桡尺骨骨折线之间做夹挤分骨，恢复两骨间隙的宽度。轻度的旋转移位可因骨间膜的牵张而得以纠正。旋转严重时，术者一手握持近折端，一手捏住远折端用反

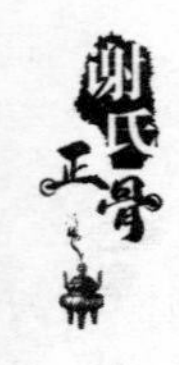

向旋绕手法，助手配合动作，矫正旋转移位。接着，术者用推挤、提按或折顶手法矫正侧方移位及前后移位，牵引手部的助手边牵引边做小幅度的来回旋转，使骨折复位后断端接触紧密。

二、固定

在维持牵引下，前臂用 2 层纱布包裹，中上段骨折，可在骨折端的掌侧面放一薄平垫，在骨干背侧的上、下端分别放一平垫，以保持骨干背侧的生理弧度，然后根据骨折移位的方向及整复后的情况放置适当的压垫，用前臂小夹板固定，上 1/3 段骨折用钢托固定在屈肘 90°、前臂旋后位；中段及下段骨折，用中立板固定前臂于中立位。用三角巾悬吊前臂于胸前 4 ~ 6 周。

三、手术适应证

经手法整复失败，骨干旋转移位、骨间隙变窄或消失；不稳定的桡尺骨多段骨折；开放性骨折。

第十一节　孟氏骨折

孟氏骨折即尺骨上段骨折合并桡骨小头脱位，占前臂骨折总数的5%，多见于儿童。因儿童韧带强度大于软骨强度，所以在孟氏骨折中，常常可见尺骨上段骨折，未见桡骨小头脱位。我们不能单纯只见骨折，而忽略桡骨头存在脱位现象，避免漏诊，严格查体，如桡骨小头有明显压痛，必须按照孟氏骨折处理，避免出现陈旧性桡骨脱位。

一、手法复位

首先整复尺骨，尺骨骨位及力线矫正后，桡骨小头脱位一般即得以纠正。

1. 伸直型骨折

患者仰卧位，肩外展、肘伸直，两助手分别握持上臂及前臂中立位做对抗牵引。术者用夹挤分骨法提尺骨远折端向尺、背侧，握腕部的助手配合在持续牵引下旋转前臂并加大屈肘，术者顺势用拇指于桡骨头的前外方将其推向后内方以矫正其向前、外侧的脱位。

2. 屈曲型骨折

两助手在肘关节半屈曲位下进行牵引。术者用夹挤分骨手法提尺骨远折端向尺、掌侧，矫正其向背、外侧成角及移位，用拇指于桡骨头的外后方将其推向内前方，同时助手在牵引下

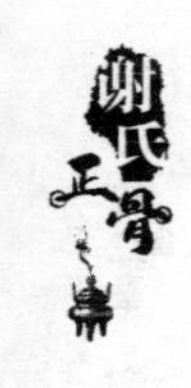

伸直肘关节，使脱位的桡骨头还纳。

3. 内收型骨折

助手在肘半屈曲前臂旋后位牵引。术者推尺骨上段以矫正成角，用拇指于桡骨头向尺侧，助手同时缓缓外展前臂。

4. 特殊型骨折

按照伸直型骨折的整复方法，先整复尺骨骨折，再整复桡骨头脱位。

二、固定

整复后，前臂用纱布包裹 2 层，根据桡骨头脱位的方向在桡骨头部放置葫芦垫（伸直型和特殊骨折压垫置于前外侧，屈曲型置于后外侧，内收型置于外侧）。以尺骨骨折端为中心，在桡尺骨间掌、背侧各放置一塔形垫，在前臂尺侧上、下端各放一小平垫，再用前臂夹板及钢托固定。伸直型、内收型及特殊型骨折固定肘关节屈曲 90°，前臂旋后位 4 ~6 周。

三、手术适应证

闭合复位对小儿患者疗效较好，对难复型的可选择手法整复尺骨闭合穿针内固定。

第十二节 桡骨远端骨折

一、手法复位（伸直型）

骨折移位，需手法整复。患者坐位或仰卧位，肩外展、肘屈曲、前臂旋前位，两助手分别握持前臂上段及手腕部做对抗牵引 3 ~5 分钟，以矫正折端重叠、解除嵌插。术者双手分别于远折端桡侧及近折端尺侧做对向推挤，同时助手牵拉手腕尺偏，以纠正远端桡移及恢复腕部尺倾角。接着两拇指按住远折端背侧，余四指环抱近折端掌侧，用提按手法按远端向掌侧提近端向背侧，助手同时在牵引下屈腕，矫正远折端的背侧移位及掌侧成角，并恢复其正常之掌倾角。然后用拇指推尺骨头还位，两掌根部合抱桡尺远侧关节，以恢复其正常。对粉碎性、严重骨质疏松的老年性骨折，宜用两手掌置于近端掌背侧，以适当力量做对向挤压以复位。整复完成后，在维持骨位下牵拉各手指和适当伸屈腕关节，使腕、手部伸、屈肌腱及血管神经归位。

二、固定

整复后，在维持牵引下用纱布包裹 3 层，在远折端桡背侧放一长垫（注意背侧不能压住尺骨头），近折端掌侧放一平垫。压垫用胶布粘贴后用桡骨远端小夹板固定，其中背侧板及桡侧板需超过腕关节 1 cm，以保持腕略掌屈、尺偏位，然后用中立板固定前臂于中立位，用三角巾悬吊于胸前 4 ~6 周。

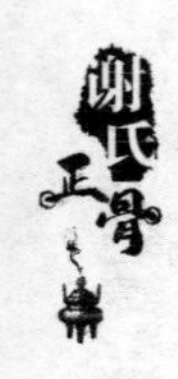

三、手术适应证

严重的关节内骨折，闭合复位不能重建正常的关节；不稳定的开放性骨折；桡骨远端向背侧反向成角≥20°或桡骨远端10 mm的关节内骨块；开放性骨折。

第十三节　腕舟骨骨折

腕舟骨位于近排腕骨的桡侧，骨折后易发生骨折不愈合和缺血性坏死。

一、手法复位

一般无明显移位，不需手法整复。

二、固定

用钢托或石膏托于掌面将腕关节固定在背伸 30°，尺偏 10°～15°，手指功能位 5～8 周。以克服骨折端剪力，促使骨折愈合。

三、手术适应证

对于骨折移位超过 1 mm 的舟骨骨折，闭合复位不理想者需手术治疗。

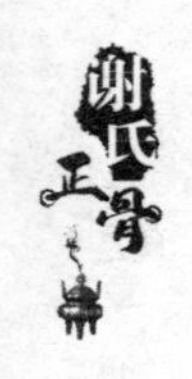

第十四节　手掌第一掌骨基底部骨折

第一掌骨基底部骨折整复容易，稳定困难，如处理不当，可造成远端内收，折端向桡、背侧成角畸形，虎口变窄，拇指外展、背伸功能受限，力量减弱。

一、手法复位

助手握持腕部，术者一手捏住第一掌骨头顺势牵引，另一手拇指由桡、背侧向掌、尺侧按压突出的掌骨底，以矫正成角及脱位。

二、固定

复位后在维持牵引及骨位下，于骨折部桡背侧及掌骨头掌侧各放置一小平垫，胶布固定，然后用一块30°弧形外展板放于前臂下段至第一掌骨头桡背侧，弧形部对准掌骨底，将第一掌骨固定于外展、背伸，拇指屈曲对掌位。术后注意观察固定松紧及定期复查骨位情况，不宜过早做拇指内收活动。4～6周拆除固定进行功能锻炼，切忌在弧形外展板下骨折处放置小平垫，容易出现压迫性溃疡。

第十五节　掌骨骨折

第一掌骨干骨折

一、手法复位

助手握持腕部，术者一手握住拇指，根据远折端旋转的方向做逆向旋转，以矫正旋转移位；接着做顺势牵引外展。在牵引下，用捏或推挤手法矫正侧方移位；用按压手法矫正向背侧成角。

二、固定

复位后在掌骨头掌侧和折端背侧各放置一小平垫，然后用弧形外展板固定第一掌骨外展、背伸，拇指屈曲、对掌位4～5周。弧形中点对准骨折端成角部。

三、手术适应证

不稳定的第一掌骨干骨折，可采用拇指远节指骨骨牵引，克氏针或微型钢板内固定。

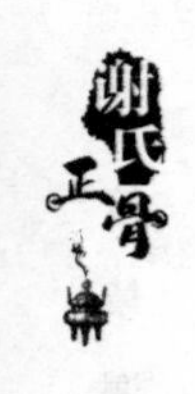

第 2 ~5 掌骨干骨折整复及固定

一、手法复位

术者一手捏持患指做对向牵拉，矫正旋转移位，一手按压成角部矫正畸形。然后，用推挤法矫正掌、背侧移位，用夹挤分骨法矫正侧方移位，切忌放置分骨垫。

二、固定

复位后，在维持牵引下，用掌骨夹板固定，用三角巾悬吊手掌于胸前 3 ~4 周。无移位的掌骨干骨折，可用掌骨夹板固定或外敷中药，托板固定掌侧即可。值得注意的是，掌骨干骨折后，唯一常见的并发症是手指因过度的固定而引起手指僵硬。因此，早期功能锻炼十分重要。

三、手术适应证

对于不稳定性骨折，很可能有畸形出现者，可选择钢针或螺钉内固定手术治疗。

掌骨颈骨折

一、手法复位

术者一手于掌部捏住骨折近端，一手牵引近节患指，并将掌指关节屈曲至 90°，使侧副韧带紧张。然后，用近节指骨底托住掌骨头，并沿近节指骨纵轴方向往背侧推顶掌骨头，同时，捏掌骨近端的拇指，按压近折端背侧，即可复位。

二、固定

复位后，用指托将患指固定在掌指、指间关节屈曲 90°位 3 周左右。

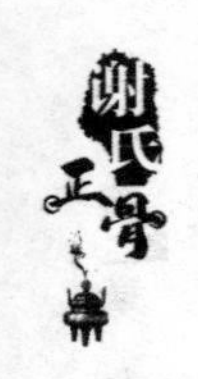

第十六节　指骨骨折

近节指骨骨折的复位固定

1. 骨干骨折

术者一手握住患侧手掌，并用拇指和示指捏住骨折的近端固定患指。另一手的中指扣住患指中节的掌侧，环指压住其背侧。将患指在屈曲下进行牵引，以矫正骨折的重叠移位，然后，术者用屈骨折远端之手的拇、示指，以推挤法矫正侧方移位；最后用一拇指顶住掌侧成角部向背侧推压，以矫正成角畸形。

2. 近节指骨颈部骨折

首先应顺势牵引，在牵引下将近折端推向背侧，同时屈曲指骨间关节压远折端向背侧以复位。复位后，根据成角情况放置小平垫，在掌、背侧各放一小纸板，如有侧方移位则在内、外侧亦各放一小纸板，但长度不应超过指骨间关节，并用胶布缚固。患指屈曲握一缠有纱布的圆棍，用绷带包扎，指尖指向舟骨结节固定 2 ~3 周。

中节指骨骨折的复位固定

1. 骨折向掌侧突出成角

整复及固定方法同近节指骨骨折。

2. 骨折向背侧成角

术者两手分别捏持骨折近、远端做顺势牵引，并逐渐伸直，同时按压背侧成角部即可矫正。复位后，用两块小纸板和指托板将患指固定于近侧指骨间，关节伸直，腕及掌指关节功能位 2 周。2 周后局部改用两块小纸板固定，近侧指骨间关节可屈至功能位 1 ~2 周。去除固定后，进行指关节功能活动。

远节指骨骨折的复位固定

术者双手捏住患指，将近节指间关节屈曲，远节指间关节过伸，并推挤撕脱的骨片还位。复位后，用铅片塑形，将患指近侧指骨间关节屈曲位，远侧指骨间关节背伸位固定 3 ~4 周。

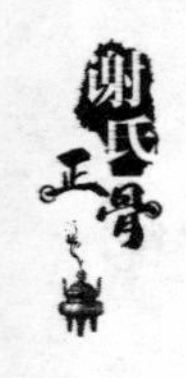

第十七节　股骨颈骨折

一、分型

（一）按骨折解剖部位分型

1. 头下型

骨折线完全在股骨头下，整个股骨颈皆在骨折远端。

2. 头颈型

骨折线一部分在股骨头下，另一部分则斜向股骨颈，骨折近端带了部分股骨颈。

3. 经颈型

骨折线均通过股骨颈中部，也称颈中型。

4. 基底型

骨折线接近粗隆间线，位于基底部。

（二）按骨折移位程度分型（也称 Garden 分型）

1. Ⅰ型

不完全骨折。

2. Ⅱ型

完全性骨折，无移位。

3. Ⅲ型

完全性骨折，部分移位，远端轻度上移并外旋。

4. Ⅳ 型

骨折端完全错位，远端明显上移、外旋。

二、治疗

1. 保守治疗

采取持续性皮套牵引或骨牵引治疗。

2. 手术治疗

所有移位型股骨颈骨折，老年人无移位型骨折，为减少卧床时间，防止并发症发生，也可采用手术治疗。

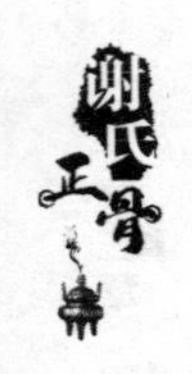

第十八节　股骨粗隆间骨折

一、保守治疗

1. 适应证

适用于稳定性骨折，能耐受较长时间卧床牵引者，或骨折虽不稳定，但并发症多，全身情况差，已不允许手术者。

2. 治疗方法

胫骨结节或股骨髁上骨牵引配合手法复位：移位大、肌力强者选股骨髁上牵引；移位轻、肌力弱者用胫骨结节牵引，先中立位，以患者体重的1/7重量牵引，24小时后改屈髋20°，外展30°牵引，3天后摄片，重叠纠正、复位满意后改为维持牵引量4～5 kg，个别仍有向前移位成角者，需加大屈髋角度并用提按手法复位，7周后视骨折愈合情况取牵引。对骨折愈合差者，可用下肢皮肤牵引带再牵引3周左右，以维持患肢在外展体位，取牵引后逐渐扶拐，患肢不负重行走。

下肢皮牵引或防旋鞋制动：适用于骨折无移位或全身情况极差、不能耐受骨牵引和手术的高龄患者。对于后者，其目的是适当制动以减轻疼痛，其重点在于防治并发症，提高患者生存质量，不必强求骨折的对位。

二、手术适应证

不稳定性顺粗隆间骨折、移位大的反粗隆间骨折、粗隆下骨折、个别稳定性骨折但不能耐受卧床牵引者，也可首选手术治疗。

第十九节 股骨干骨折

一、儿童股骨干骨折的治疗

1. 产伤骨折或婴儿骨折用小夹板加托板固定2~3周。

2. 1~3岁幼儿用双腿垂直悬吊牵引，牵引重量以臀部稍离开床面为度，3~4周取牵引后可再用夹板、托板短时间固定直至骨折愈合。

3. 4~8岁用水平皮肤牵引，手法复位，小夹板固定。

4. 9~12岁用骨牵引，手法复位，小夹板固定，其牵引点应离开胫骨结节骨骺，或股骨髁上1 cm左右。

5. 13岁以上青少年可按成人股骨干骨折治疗。

儿童骨骼有较好的塑形能力，特别是低幼儿童，在其治疗时主要是保持良好对线，防止旋转，不必强求骨折的解剖对位。

二、成人股骨干骨折的治疗

移位的股骨干骨折均为不稳定性骨折，单纯手法复位，夹板固定很难保持良好的对位对线，一般均采用手术治疗。

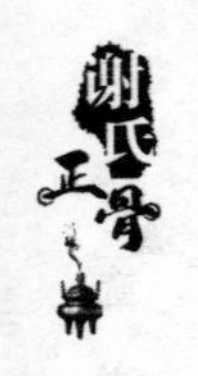

第二十节　髌骨骨折

一、保守治疗

超膝托板或石膏托配固定，无移位骨折或移位在 0.3 cm 以下，关节面平整者，在无菌操作下，用粗针头抽吸关节内积血，棉垫加压包扎后用托板或石膏托超膝伸直位固定，6 周后解除固定逐渐进行膝关节伸屈锻炼。

二、手术适应证

骨折断端分离大于 3 mm、骨折块前后分离、关节面不平。

第二十一节　胫骨平台骨折

一、保守治疗

超膝关节托板或石膏托固定，适用于无移位骨折，关节积血较重者可在无菌操作下抽吸积血后加压包扎固定，4～6周解除固定，逐渐做膝关节屈曲锻炼。

二、手术适应证

开放性或合并有骨筋膜隔室综合征，以及伴有血管、神经损伤和关节面塌陷、移位的骨折，非手术治疗不能恢复关节面平整及膝关节稳定性者均应手术治疗。

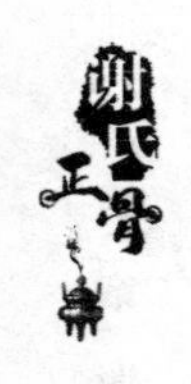

第二十二节　胫腓骨骨折

一、保守治疗

1. 夹板、托板或石膏托固定

适用于无移位的胫腓骨单骨折或双骨折，固定后即可扶双拐下地，患肢不负重行走，8 周后骨折愈合即可解除固定。

2. 骨牵引、手法复位、小夹板固定

行跟骨牵引，以 3 ~6 kg 重量牵引 2 天后，用按压端提手法纠正前后移位，推挤手法纠正内外移位，复位后用拇、示指沿胫骨前嵴及内侧面触摸骨折部是否平整以及是否对线良好，满意后用胫腓骨专用夹板固定，减牵引重量为 2 ~3 kg，并摄床边 X 线片证实骨折已复位，维持牵引 5 周左右视骨折愈合情况取牵引，继续夹板固定，并扶双拐下地锻炼行走。

二、手术适应证

严重移位，或合并神经血管损伤的骨折，陈旧性骨折骨位不良者。

第二十三节　踝关节骨折

一、AO（ASIF）分类

主要根据腓骨骨折高度及与下胫腓联合，胫距关节之间关系进行分型。腓骨骨折水平越高，下胫腓韧带损伤越严重，踝穴失稳越严重。

1. A 型

外踝骨折线在踝关节和下胫腓联合以下，下胫腓韧带完整，内踝完整或有骨折，此型主要由距骨内翻应力引起。

2. B 型

外踝骨折在下胫腓联合平面，可伴有内踝、后踝骨折或三角韧带损伤，是距骨外旋力所致。

3. C 型

腓骨在下胫腓联合以上骨折，伴下胫腓联合损伤，内侧伴三角韧带或内踝骨折。

二、手法复位，夹板固定

患者仰卧屈膝，一助手用肘关节套住腘窝部，另一助手握足部，根据受伤机理和分型情况，先顺势进行牵引，术者用扣挤、推拉手法进行复位，远端助手应逆受伤姿势将足旋转或翻转配合术者进行复位。复位后在踝关节上下方放置纸压垫，内翻骨折用外翻夹板，外翻骨折用内翻夹板，无内外翻骨折用中

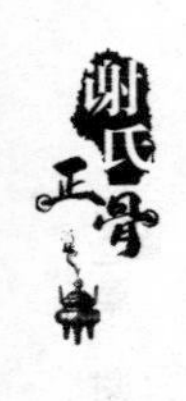

立位夹板进行超踝固定，为保持复位后稳定，可在小夹板后侧再加用钢丝托板。

无移位骨折用小夹板、铁丝托板超踝固定。6 周后去除固定进行踝关节功能锻炼。

三、跟骨牵引手法复位、超踝夹板固定

对垂直压缩粉碎性骨折，骨折块很小而多，难以采用其他方法治疗者，可采用跟骨牵引纠正嵌插压缩的重叠移位，再进行手法复位、夹板固定。

四、手术适应证

伴下胫腓联合分离的 C 型骨折，移位较大的 B 型骨折，后踝骨折超过关节面 1/3 以上；陈旧性骨折脱位均适应手术治疗。

第二十四节 跟骨骨折

跟骨的形态和位置对跟骨在足部整体功能上具有重要作用。跟骨结节上缘与跟距关节面所形成的30°~45°跟骨结节关节角，即Bohler角，为跟距关系的重要标志。在治疗跟骨骨折时，应尽量恢复Bohler角。

一、手法复位，弹力绷带包扎，铁丝托板或跟骨鞋固定

患者俯卧，跟骨向上，一助手牵引患足前半部分，术者用双手掌置跟骨两侧对向挤压跟骨数次，待跟骨横径变窄、粉碎骨折靠拢后用弹力绷带包扎，铁丝托板固定患足于踝关节跖屈位，或用两侧带有压垫的跟骨靴固定。4周后逐渐下地活动。

二、撬拨复位钢托或石膏外固定

适用于关节面塌陷的骨折，麻醉后患者仰卧，两助手固定患足，术者面对足底，先用手法挤压跟骨大致复位后，将斯氏针经跟腱外缘在X线电视系统屏幕监视下向内倾斜15°，针尖对准塌陷骨折块下缘进针，进入骨折块下缘后，一手握钢针向下压撬拨，一手握足背跖屈踝关节，电视透视后，若下陷骨折块已撬起，Bohler角基本恢复，则可将钢针再向内锤打，直至骰骨，起固定作用。然后用钢丝托板或石膏托固定踝关节于跖屈位。5周后取外固定，拔出固定针逐渐做踝关节功能锻炼，并扶拐不负重行走。

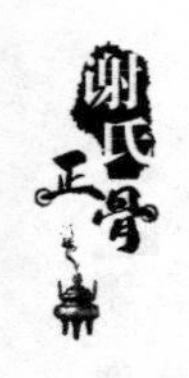

第二十五节　跖骨骨折

一、手法复位及固定

术者一手牵引远侧足趾，一手用推、挤手法，纠正骨折移位，对跖骨干骨折应从跖骨之间用拇食二指夹挤分骨，以纠正侧方移位。

复位后在背侧跖骨间隙放置分骨垫，再放上纸压垫足背夹板，绷带包扎后用超踝托板或石膏固定，6 周后解除外固定进行功能锻炼。

二、手术适应证

手法复位失败者，陈旧性骨折跖骨头向跖侧凸出影响患足负重，均应手术切开复位。

第二十六节 趾骨骨折

手法复位及夹板固定：双手拇指分别捏住骨折远近端在拔伸牵引下以拇指置足趾侧移位及成角部向上推压，同时在牵引下使足趾屈曲，矫正成角移位后用石膏或纸壳板固定，6周后逐渐负重行走。

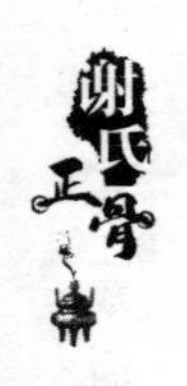

第二十七节　肋骨骨折

一、单发肋骨骨折

多无明显移位，治疗主要是固定、止痛。固定可用弹力带、胶布、宽绷带或多头带固定，固定时患者应呼气后屏气；胶布固定范围自健侧肩胛中线绕骨折处至健侧锁骨中线，胶布条宽7～10 cm，相互重叠1/2，将骨折区和上下邻近肋骨全部固定；胶布过敏者可用弹力带固定，宽绷带多层缠绕固定或多头带、弹力带固定简便易行且不易脱落。固定时间3～4周。给予止痛剂或行肋间神经封闭，封闭时应包括伤肋上下的神经。

二、多根肋骨一处骨折

治疗主要是固定、止痛，骨折部位可用软纸板、棉垫，再用弹力带固定。疼痛较重者可行颈部迷走和交感神经节封闭，合并胸内脏器损伤者应积极治疗合并症。

三、多发肋骨骨折

治疗应从现场急救开始，发现后以棉垫填充塌陷处并压迫包扎，以防反常呼吸。应注意保持呼吸道通畅，若合并肺挫伤出现呼吸功能障碍，应行气管内插管或气管切开，对合并血气胸者应行胸腔引流。固定肋骨可用巾钳夹住肋骨或行钢丝牵引术，牵引重量0.5～1 kg，2～3周解除牵引。

四、手术适应证

通常不需手术治疗，但对多发肋骨骨折移位明显、呼吸困难或合并有脏器损伤者，应考虑手术内固定治疗。

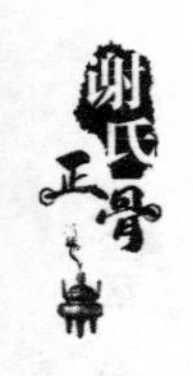

第二十八节　寰枢椎骨折

一、非手术治疗

多数寰枢椎骨折可以非手术治疗。早期行颅骨牵引 4 ~6 周，然后换石膏头盔、背心或支具固定3 个月。

二、手术适应证

若发生迟缓愈合或不愈合，可发生寰枢关节不稳定，可行 Gallie 寰枢椎融合术，Brooks 枕颈融合术（寰椎后弓骨折不愈合者），术后用支具或颈托制动至少 4 周。

第二十九节　胸腰椎骨折

一、病理分类

1. 按稳定性分类

（1）稳定性骨折：椎体前缘受挤压呈楔形变，压缩程度不超过椎体厚度的1/2，无附件损伤者。

（2）有撕裂：椎间盘亦多被撕裂，并突向周围，亦可向上或向下突至粉碎的椎体内，甚至成为粉碎性骨折者。

2. Ferguson 分类

侧屈压缩型另列为一类，屈曲压缩分为三度。Ⅰ度为单纯椎体楔性变，压缩不超过50%，中后柱均完好。Ⅱ度椎体楔性变伴椎后韧带复合结构损伤，棘突间距离加宽，可伴有关节突骨折或半脱位。Ⅲ度为前中后三柱均破裂，椎体后壁虽不受压缩，但椎体后上缘破裂，骨折片旋转进入椎管，可致截瘫。

二、保守治疗

Ⅰ度、Ⅱ度均采用非手术治疗，由于Ⅱ度骨折经非手术治疗后，有部分病人后遗腰痛，因此，不少医者主张手术治疗，我们认为后遗腰痛的原因可能与早期未进行积极的牵引、手法复位、功能锻炼有关。非手术治疗早期予牵引后伸复位，复位时，患者俯卧位，两助手分别于患者两侧腋下和踝部，做对抗持续牵引3~5分钟，术者两手重叠置于骨折部用力持续向下

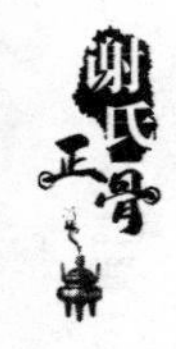

按压1～2分钟，同时握踝部牵引的助手逐渐将两下肢抬起，使腹部离开床面，使腰脊柱过伸。复位后让患者仰卧于硬板床上，并在骨折处背部垫枕，垫枕的厚度开始时5～10 cm，逐渐增高，利用躯干重力和杠杆原理维持复位和矫正骨折部的后突畸形。

三、手术治疗

Ⅲ度压缩骨折合并截瘫者需行手术治疗，首选前路减压复位、植骨融合内固定；Ⅱ度及Ⅲ度压缩骨折无脊髓损伤者也可行手术治疗。

第三十节　骨骺分离与骨折

一、肱骨近端骨骺分离

手法复位：患儿仰卧位，一助手用布带绕过患儿病侧腋下，向头顶上方牵引，另一助手以一手握患儿肘部，另一手握住腕部，沿肱骨的纵轴顺势持续牵引约3分钟；待重叠或嵌插纠正后，用推提手法整复侧方移位或成角。

以外展型为例，术者站于患儿伤肢侧，双手拇指按在其骨折近端的外侧，双手四指环抱其骨折远端的内侧，做提按手法（即双手拇指按骨折近端向内，双手四指提骨折远端向外），同时助手将其肘臂同时内收。如骨折伴有向前移位或成角，术者用过顶法复位（即双手四指压在骨折远端的前方，双拇指顶在上臂的后侧，在助手将其上臂上举屈曲过顶时，术者同时相对提按，可矫正畸形）。

内收型骨折亦可采用类似方法，但其着力点、施力方向和助手拉动上臂的方向，恰与外展型相反。后伸型骨折，同样用推、提、按手法整复，不过着力点在前后侧，患肢应上举屈曲。裂纹型骨折则不需整复。

二、肱骨远端全骺分离

初生婴儿的肱骨远端系由软骨组成，其后随年龄的增长而逐渐出现骨化中心，与干骺端之间为骺软骨板，在结构上较为

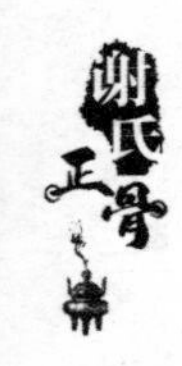

薄弱，故幼儿时偶因外伤引起骨骺分离。其临床特点与肱骨髁上骨折相似，是髁上骨折发生在幼儿发育阶段的一种特殊类型，不常见。但因幼儿肘部骨骺多未骨化，骨折线不能在X线直接显影，误诊率极高。

以闭合复位小夹板固定为主，治疗方法基本上与肱骨髁上骨折相同。在手法牵引下，先整复侧方移位，后整复前后移位，屈肘60°~90°位固定3周。普通外固定易发生骨折移位而继发肘内翻，临床上常采用局部小夹板固定辅以牵引治疗，效果较好。开放性骨折在清创后，可用较细钢针固定。陈旧性骨折，一般不宜试行手法或切开复位，继发畸形者待发育成熟后做截骨矫形。

三、桡骨头骨骺分离

1. 外侧型

患者仰卧位，一助手固定上臂中段，一助手牵引前臂下段，术者站于患侧，前臂旋后45°，肘关节伸直，术者用两拇指重叠于移位的桡骨头外下方，其他四指握持前臂上端，在助手用力上下牵引的同时，术者先使肘关节尽量内翻，以扩大肘外侧间隙，然后两拇指用力推挤桡骨头的外侧缘向上向内即可复位。

2. 外后侧型

体位同前，患肢前臂旋前50°~70°，术者摸清骨折块后，双手重叠于移位的桡骨头下缘，其他四指握持前臂上端，在上下牵引的同时，术者先使肘关节尽量内翻和轻度屈曲，以扩大肘外后侧间隙，然后两拇指用力推挤桡骨头下缘向上向前内侧，同时牵引前臂的助手在保持牵引下，使前臂旋后并屈曲即可复位。

3. 外前侧型

体位同前，患肢前臂极度旋后肘关节伸直位，术者摸清骨折块后，双手重叠于移位的桡骨头下缘，其他四指握持前臂上端，在上下牵引的同时，术者先使肘关节尽量内翻过伸，以扩大肘前外侧间隙，然后两拇指用力推挤桡骨头下缘向上向后内侧，同时牵引前臂的助手在保持牵引下，使前臂旋前即可复位。

四、桡骨远端骨骺分离

1. 伸直型复位方法

病人坐位或仰卧位，屈肘 90°，前臂旋前，一助手握住其上臂，另一助手握住其伤肢掌指部，先对抗牵引，待嵌插被解脱，或重叠矫正后，术者双手分别置于折端内外侧的断端错位处，对向推挤，同时助手牵引伤手向尺侧倾斜，矫正桡侧移位及桡侧倾斜，术者再以拇指按远折端背侧，其余各指提近端掌侧，同时助手将手腕拉向掌侧屈曲，矫正背侧移位及掌成角。而后扣挤腕部或推尺骨小头，调整桡尺下关节脱位，触摸骨折部，理筋。

2. 屈曲型复位方法

复位准备姿势同前，由助手两人分别握患者肘部及腕掌部，行对抗牵引 2 ~ 3 分钟，待重叠或嵌插牵开后，术者用两手拇指分别由掌侧和桡侧将骨折远端向背侧和尺侧推挤，按压、环抱前臂的手指将骨折近端提向掌侧，同时牵引腕部的助手徐徐将腕关节背伸、尺偏使之复位。

第三章　脱位复位手法

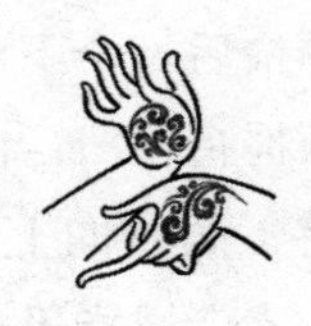

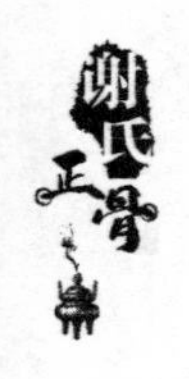

第一节　颞颌关节脱位

一、手法复位

1. 双侧脱位口腔内复位法

患者坐位，助手立于后侧，扶住患者头部或将患者头枕部靠墙固定，术者站在患者面前，用无菌纱布包缠双手拇指，伸入口腔内，指腹置于两侧最后一个下臼齿的嚼面上，其余手指放于两侧下颌骨下缘，两拇指将臼齿向下按压，当颌骨移动时再向后推，余指协调地将下颌骨向上端送，听到滑入的响声，说明脱位已复入。同时，术者拇指迅速向两旁滑开退出。

2. 单侧脱位口腔内复位法

患者坐位，术者立于者旁侧，一手将头部抱住固定，另一手拇指用纱布包缠好插入口内，按置于患侧下臼齿，其余2～4指托住下颌。操作时，2～4指斜行上提，同时拇指用力向下推按，感觉有滑动响声，即已复位。

3. 口腔外复位法

术者站在患者前方，双手拇指分别置于患者两侧下颌体与下颌支前缘交界处，其余四指托住下颌体，然后双手拇指由轻而重向下按压，余指同时用力将下颌向后方推送，听到滑入关节之响声，说明脱位已整复。此法适于年老齿落者或习惯性脱位患者。

4. 软木复位法

如脱位 3 周后仍未整复者，为陈旧性脱位。因其周围的软组织已有程度不同的纤维性变，用上述方法整复比较困难者，可用此法。在局部麻醉下将高 2 cm × 2 cm 的软木块置于两侧下臼齿咬面上，然后上抬颏部，由于杠杆作用，可将髁状突向下方牵拉而滑入下颌窝内。

二、固定方法

复位成功后，用四头带兜住患者下颌部，四头分别在头顶上打结，固定时间 1 ~ 2 周。四头带或绷带不宜捆扎过紧，应允许张口超过 1 cm。

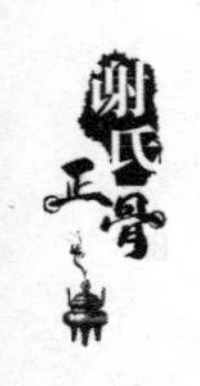

第二节　肩关节脱位

一、手法复位

1. 外展外旋上举推挤法

患者仰卧，第一助手立于患者健侧，双手分别固定患者伤侧肩部、胸部，并向健侧下方牵引；第二助手一手握伤肢上臂下段，另一手握前臂远段做轻缓的牵引，并逐渐外展外旋上举患臂于120°～140°位置，再做持续用力的牵引，同时将牵引的上肢做轻缓的回旋（以外旋为主）活动；术者立于伤侧，可用双手握住肱骨上段做向前外上方的助力牵引，或一手抱住肩峰上部助力向健侧下方牵引，另一手置于肩前下方，向外上方推送肱骨头回位。

2. 牵引推拿法

患者仰卧，自伤侧腋下经胸前及背后绕套一布单，向健侧牵引对抗，一助手握住患肢腕部及肘部，沿上臂弹性固定的轴线方向牵引并外旋，术者用手自腋部将肱骨头向外后推挤。此法操作简单，危险性小，疗效可靠，最为常用。

3. 手牵脚蹬法

患者仰卧，术者立于患侧床旁，将脚跟抵于患者腋窝紧贴胸壁并向外推挤肱骨头，同时双手握住患肢腕部做持续用力牵引，先外展外旋后内收内旋。对老年骨质疏松者，在牵引时若过早内收，由于杠杆力的作用，可能导致肱骨外科颈的骨折，需特别注意。

肩关节脱位的复位方法很多，这些传统复位手法绝大部分都是在牵引下利用杠杆原理进行整复的，这种模式的复位方法并不是在患者真正脱位时的姿势下进行的拔伸牵引整复，而是患者在脱位后伤肢因重力或体位改变而变成肢体下垂、轻度外展体位下的整复方法。由于利用杠杆原理复位，若操作不当或肱骨头与关节囊、关节盂交锁嵌顿，可致组织损伤加重甚至骨折。而外展外旋上举推挤法复位，易使肱骨从破裂的关节囊、韧带或肱二头肌长头腱滑脱交锁的情况下“解锁”，符合复位时“以子求母”的原理，脱位的肱骨头因拔伸牵引推挤力和肩关节前下方紧张的软组织作用力而沿脱位途径回复其位，因此复位容易，操作简单，不加大损伤，一般可不在麻醉下复位，患者无明显痛苦。

二、固定方法

一般采用搭肩贴胸位固定。复位后轻微做患肩的屈伸展收活动，再将患肢屈肘60°~90°并内收内旋附于胸前，手搭于健侧肩部，然后用吊带将患肢贴胸固定2~3周。一般原则是年龄越小，固定制动时间越长。

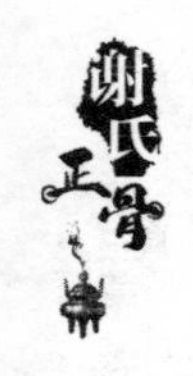

第三节　肘关节脱位

一、手法复位

1. 后脱位

（1）拔伸屈肘法：患者坐位，助手立于其侧后，双手握其上臂。术者站在患者前面，双手握住腕部，置前臂于旋后位，与助手相对牵引。3 分钟后，术者一手保持牵引，另一手以拇指抵住肱骨下端前面向后推按，其余四指将鹰嘴向前端提，并缓慢屈肘。闻及入臼声，示已复位。

（2）膝顶复位法：患者坐位，术者立于其前面，一手握其前臂，一手握住腕部，同时一足踏在凳面上，以膝顶在患侧肘窝内，先顺势拔伸牵引，然后逐渐屈肘，有入臼声音，患侧手指可摸到同侧肩部，即为复位成功。

（3）推肘尖复位法：患者坐位，两助手分握其上臂、腕部，相对牵引。术者双拇指置于鹰嘴尖部，其余手指环握前臂上段，先拉前臂向后侧，使冠突与肱骨下端分离。助手逐渐屈曲肘关节，同时术者由后向前下推送鹰嘴，即可复位。

2. 侧后方脱位

（1）外侧脱位：助手固定上臂，术者一手握其腕部相对牵引，另一手在尺骨上端向内挤压，前臂旋后，将外侧脱位变成后脱位，再按后脱位整复。

（2）内侧脱位：将鹰嘴及桡骨头向外挤压，使其变成后脱位，再按后脱位整复。

3. 前脱位

术者一手握肘部，另一手握腕部，稍加牵引，保持患肢前臂旋前，同时在前臂上段向后加压，听到复位响声，即为复位成功。前脱位常合并鹰嘴骨折，宜手术治疗。

二、固定方法

复位后，在屈肘功能位以绷带做肘关节“8”字固定。1周后采用屈肘 90°前臂中立位，三角巾悬吊或直角夹板固定，将前臂横放胸前。2 周后去固定。合并骨折者，可加用夹板固定。亦可采用长臂石膏后托在功能位制动 3 周。

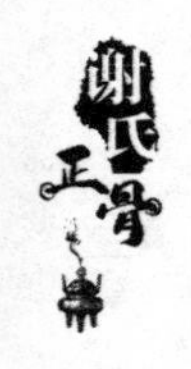

第四节　桡骨小头脱位

一、桡骨小头半脱位

一般采用手法复位即可。家长抱患儿于坐位，术者面向患儿，一手四指托住患肢肘部，拇指捏压桡骨小头前外侧，另一手握患肢腕部，将前臂于半旋前位轻轻牵拉，逐步使前臂尽量旋后，并迅速屈肘，能听到或感觉到轻微声音或滑动感即复位成功。复位后无须固定或以三角巾悬吊制动3天。

二、桡骨小头全脱位

1. 手法复位

助手固定其上臂，术者一手托住其肘部，拇指按压在脱位的桡骨小头处，另一手握住患者前臂先旋前、内收持续牵引，将前臂逐步旋后，并屈肘关节，即可复位。如推挤桡骨小头时其反复弹出，可采用旋转解脱法进行复位。

2. 固定

复位后局部用棉条绷带包扎，将前臂旋前，肘关节过度屈曲，用托板固定，三角巾将前臂悬吊于胸前，一般固定2～3周。

第五节 下尺桡关节脱位

一、手法复位

若向掌侧脱位，复位时前臂旋前；向背侧脱位，复位时前臂旋后。在适度牵引下，术者将掌或背侧移位的尺骨远端按压平整，再用拇指、示指或两拇指由腕部桡尺侧向中心挤捏，使分离的下尺桡关节得以整复。

若合并桡骨下段骨折则在臂丛麻醉下，患者取肩外展，肘屈曲，前臂中立位。两助手于远近两端牵引，远端宜握持桡侧，牵拉桡侧为宜。

纠正重叠移位，术者用分骨提按法矫正侧方移位，再用折顶法矫正掌、背侧移位。若为斜行或螺旋骨折，则以回旋手法矫正背、掌侧移位。

二、固定

复位后用绷带松缠 3 ~4 层，放置前臂夹板固定。桡侧板下端稍超腕关节，将前臂固定于中立位，腕尺偏位。

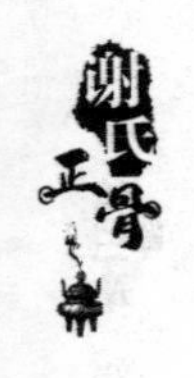

第六节 月骨脱位

一、手法复位

取坐位，肘关节屈曲 90°，腕部极度背伸，第一助手握前臂上段；第二助手握示指与中指，在拔伸牵引（注意不宜猛力牵引）下前臂逐渐旋后；术者两手四指握住腕部，向掌侧端提，用两拇指尖推压月骨凹面的远端，迫使月骨进入桡骨与头状骨间隙。同时嘱第二助手逐渐使腕关节掌屈，术者指下有滑动感，且患手中指可以伸直时，说明复位成功。

二、固定

复位后，用塑形夹板或石膏托将腕关节固定于掌屈 30° ~ 40°。1 周后改为中立位，继续固定 2 周。

第七节　经舟骨骨折月骨周围脱位

一、手法复位

前臂旋前位，两助手握病人前臂和手掌对抗牵引，待脱位骨重叠纠正后，术者用两拇指用力向其掌侧尺侧挤压突起的腕骨，即可复位。

二、固定

用钢托将腕关节固定于略掌屈位，3 周后改成中立位或轻度背伸位，5 周后解除固定。

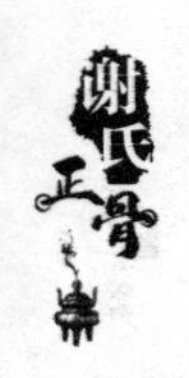

第八节　掌指关节脱位

一、手法复位

患者取坐位，助手固定患侧手腕部。术者一手握持伤指，并用拇、示指捏住近节指骨，向后下牵拉；同时用另一手握住手掌，用拇指向掌侧推按脱位的掌骨头。两手配合逐渐屈曲伤指的掌指关节，使其复位。

二、固定

复位后保持掌指关节屈曲位固定，固定患指于轻度对掌位1~2周，用绷带卷置于手掌心。

第九节 指间关节脱位

一、手法复位

术者一手握持近节伤指，另一手握持远端，做适当用力后伸拔伸牵引，再轻度用力屈曲复位，有侧向脱位，先推挤复位，同时整复背侧脱位。

二、固定

近侧指间关节脱位合并侧副韧带损伤或撕脱骨折者，应将关节固定于伸直位3周，以防韧带挛缩。

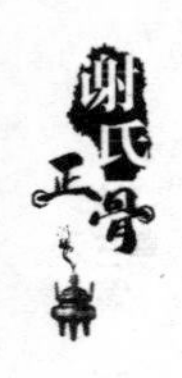

第十节　髋关节脱位

一、手法复位

新鲜脱位，一般以手法闭合复位为主；陈旧性脱位，力争手法复位，若有困难，可考虑切开复位；脱位合并臼缘骨折，一般随脱位的整复，骨折亦随之复位；合并股骨干骨折，先整复脱位，再整复骨折。复位后立即摄 X 线片证实复位是否成功。

1. 后脱位复位手法

（1）屈髋拔伸法（Allis 法）：麻醉下使肌肉充分放松。患者仰卧于低检查台或铺于地面的木板上。助手以两手按住髂前上棘以固定骨盆。术者面向患者，跨立于患肢上，用双前臂、肘窝扣在患肢小腿近端，使其髋、膝各屈 90°，将患者足踝抵于术者会阴部。先在内旋、内收位顺势拔伸，然后垂直向上拔伸牵引，使股骨头接近关节囊裂口，略将患肢内、外旋转，当听到入臼弹响后，将患肢伸直，即已复位。

（2）回旋法（Bigelow 法）：患者仰卧，助手以双手固定骨盆。术者立于患侧，一手握住患肢踝部，另侧以肘窝提托腘窝部，在向上提拉的基础上，将患髋依次做内收、内旋、极度屈曲，使膝部贴近腹壁，然后再外展、外旋、伸直。在此过程中听到入臼声，复位即告成功。因此法的复位轨迹形状恰似一个问号（左髋）或反问号（右髋），故亦称为画问号复位法。

（3）拔伸足蹬法：患者仰卧，术者两手握患肢踝部，用一足外缘蹬于坐骨结节及腹股沟内侧（左髋脱位用左足，右髋脱位用右足），手拉足蹬，协同用力，并略将患肢旋转，即可复位。

（4）俯卧下垂法（Stimson 法）：患者俯卧于床缘，双下肢悬空。健肢由助手扶持，保持在伸直水平位。患肢下垂，助手用双手固定骨盆，术者一手握其踝部，使髋、膝各屈 90°，利用患肢的重量向下牵引，亦可用另一手加压于腘窝以增加牵引力。牵引过程中轻旋大腿，使其复位。

2. 前脱位复位手法

（1）屈髋拔伸法：患者仰卧，一助手将骨盆固定，另一助手将患肢微屈膝，并在髋外展、外旋位渐渐向上用力拔伸牵引。术者双手环抱大腿根部，将大腿根部向后外方按压，可使股骨头回纳髋臼内。

（2）侧牵复位法：患者仰卧，一助手固定骨盆，另一助手用一宽布绕过大腿根部内侧，向外上方牵拉，术者两手分别扶持患膝及踝部，连续屈伸患髋，在屈伸过程中，可慢慢内收内旋患肢，即感到腿部突然弹动，并听到响声，畸形消失，此为复位成功。

（3）反回旋法：操作步骤与后脱位相反，先将髋关节外展、外旋，然后屈髋、屈膝，再内收、内旋，最后伸直下肢。

3. 中心性脱位复位手法

（1）拔伸扳拉法：轻微移位，可用此法。患者仰卧，一助手握患肢踝部，使足中立，髋外展约 30°位拔伸旋转。另一助手把住患者腋窝反向牵引。术者立于患侧，先用宽布带绕过患侧大腿根部，一手推骨盆向健侧，另一手抓住布带向外拔

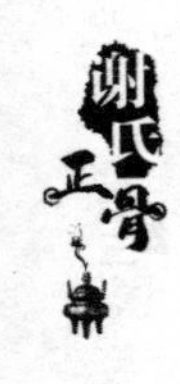

拉，可将内移之股骨头拉出。触摸大转子，与健侧对称，即为复位成功。

（2）牵引复位法：适用于股骨头突入盆腔较严重者。患者仰卧位，患侧用股骨髁上牵引，重量 8～12 kg，可逐步复位。若复位不成功，可在股骨大转子部以骨圆针在前后位贯穿，或在大转子部钻入一带环螺丝钉，向外侧牵引，牵引重量 5～7 kg。在向下、向外两个分力同时作用下，可将股骨头牵出。经床边 X 线摄片，确实已将股骨头拉出复位后，减轻髁上及侧方牵引重量至维持量，继续牵引 8～10 周。用此法复位，往往可将移位的骨折片与脱位的股骨头一齐拉出。

二、固定方法

复位后，以皮牵引或骨牵引固定。患肢两侧置沙袋防止内、外旋，牵引重量 5～7 kg，时间 3～4 周，中心性脱位牵引 6～8 周，要待髋臼骨折愈合后才可考虑解除牵引。合并同侧股骨干骨折者，一般行股骨髁上骨牵引，牵引时主要考虑股骨干骨折的部位及移位方向，时间及注意事项与股骨干骨折相同。

第四章　谢氏特色推拿手法

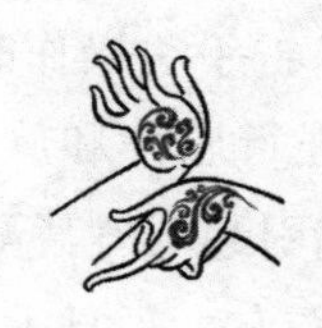

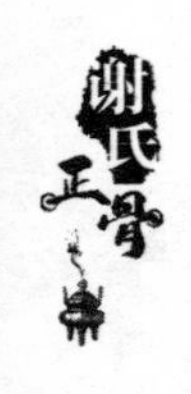

第一节　颈椎病推拿手法

一、作用

疏筋活络，减轻疼痛，缓解肌肉紧张及痉挛，通过手法牵引增大椎间隙和椎间孔，整复滑膜嵌顿和小关节半脱位，改善关节活动范围及松解粘连。

手法操作的基本要求：手法操作时，必须掌握“轻、稳、准”的原则，切忌暴力强行屈伸和旋转头颈。因手法不当造成颈椎骨折脱位损伤脊髓引起截瘫甚至猝死屡有报道，应吸取教训。推拿每次 15 分钟左右，每日 1 次，10 次为 1 疗程，一般对神经根型、椎动脉型及颈型颈椎病效果较好；对脊髓型效果较差，最好不要应用或禁用。

二、常规手法

1. 颈部揉搓法

患者坐位，术者立身后，以双手拇指或掌侧小鱼际肌部置于颈部两侧，着力均匀，上下揉捏。

2. 颈部拿法

患者坐位，术者立身后，用单手或双手捏拿颈后及颈两侧肌肉组织，在捏拿时双手交替用力。

3. 颈部推法

患者坐位，术者立身后，用手指或掌侧小鱼际置于颈部两侧，着力适度，自颈上部向肩部推动，然后以双手拇指自肩井穴向风池穴推按或以拇指点揉上星穴，并沿两侧发际推至头维穴，每穴按压片刻，以使局部有酸胀感，皮肤发热、发红为宜。

4. 颈部运摇法

患者取坐位，两上肢反抱于背后，术者立身后，放松局部肌肉，两眼向前平视，双手置于颈颌部，并用力向上提颈，慢慢用力使头部向左右两侧各旋转 30°~40°，重复 8~12 次。

5. 颈部侧屈法

患者坐位，双上肢反抱于背后，术者立身后，双手掌侧小鱼际部紧贴于颈部两侧，然后双手交替着力，使头部向右左做侧屈动作，反复 8~12 次。

6. 揉肩搬头法

患者坐位，双上肢反抱于背后，术者立于后侧，左手按于右肩，右手置于头顶，用力将头颈向右侧搬动；然后用同样手法，右手按于左肩，左手置于头顶，用力将头向左侧搬动，双侧交替施 8~12 次。

7. 旋转复位法

患者取正坐位，术者立身后，以颈椎棘突右旋移位为例，术者左臂置于患者颌下，左手置于右侧枕部，右手拇指置于旋转椎右侧关节突关节后侧，左手臂上提牵引颈椎同时颈右旋，右手拇指稍用力，即可听到清脆响声则已复位，用力应稳准轻柔，切忌粗暴。

8. 提端摇晃法

患者取坐位，术者立身后，双手虎口分开，拇指顶着枕部，其余双手四指托住下颌部，双手臂压住患者肩部，双手向

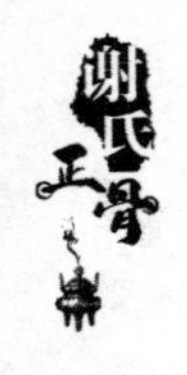

上提端，同时手腕立起，在维持牵引下，双手腕做回旋活动6~7次，使患者颈部肌肉放松后，将其头部屈曲回旋至左（右）侧。

9. 劈法

双手五指分开放松，以手掌尺侧劈打双肩及肩胛背约1分钟。

10. 散法

用双手掌指桡侧在两侧颈部交错散打，用力按压之后，再从上到下至肩部，用掌侧散打做2~3遍。

三、颈型颈椎病手法

1. 预热手法

用轻手法行颈肩背部揉捏滚动放松肌肉。

2. 治疗手法

颈部重手法行颈部拿法、推法、提端摇晃法及侧屈后行轻手法（散法）。

3. 指压穴位

风池、天柱、肩井、天宗、大椎、颈夹肌。

4. 善后手法

轻手法行散法、劈法。

四、神经根型颈椎病手法

1. 预热手法

轻手法揉捏滚按颈肩部肌肉。

2. 治疗手法

重手法行颈部揉搓，拿法推动侧屈法、旋转复位法、提端摇晃法。

3. 指压穴位

风池、肩髎、肩井、外关、少海、期门、后溪。

4. 善后手法

劈法、散法。

五、脊髓型颈椎病手法

1. 预热手法

轻手法行颈肩部揉捏、滚法放松肌肉。

2. 治疗手法

轻手法、拿法、揉捏法、推法。

3. 指压穴位

肩井、翳风、肩中俞、肩俞、阳陵泉、阳溪。

4. 善后手法

散法。

六、交感型颈椎病手法

1. 预热手法

轻手法行颈肩头部揉捏滚法放松肌肉。

2. 治疗手法

重手法行颈肩部推法、拿法、运摇法、侧屈法、按肩搬头法、提端摇晃法、旋颈复位法。

3. 善后手法

劈法、散法。

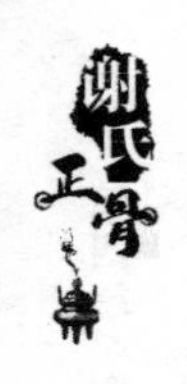

第二节　腰腿痛推拿手法

一、松解手法

包括点法、压法、摇法、滚法、推法、掌揉法、拍法、弹拨法等放松肌肉类手法，适用于急性期或者整复手法之前的准备手法。松解类手法要求：均匀、持久、有力、柔和、深透，要做到“柔中有刚、刚中有柔”。

二、整复类手法

包括俯卧拔伸法、斜扳腰椎法、牵引按压法、腰椎旋扳法等适用于缓解期及康复期。可根据患者具体情况及耐受性，以及医师的治疗体会可单项或者多项组合各类整复手法。急性期可根据医师的经验以及患者的具体情况慎重选择整复类手法。

1. 俯卧拔伸法

术者一手按压患者腰部，另一手托住患者两腿或者单腿，使其下肢尽量后伸。两手相对用力，有时可听到一声弹响。可做1～2次。

2. 斜扳腰椎法

患者健侧侧卧，患侧在上，患侧的下肢屈曲，腱侧下肢伸直。术者站立其面前，肘部弯曲，用一肘部前臂上端搭在患侧肩前方向向外推动，另一肘部上臂下端搭在臀部向内扳动，调整患者肩部以及臀部的位置，使患者腰椎逐渐旋转，扭转中心正好落在病变腰椎节段上。当将脊柱扭转致弹性限制位时，术者可感受到抵抗，适时做一突发有控制的扳动，扩大扭转幅度3°~5°，可听到“咔嗒”声响，一般表示复位成功。注意切不可使用暴力，扳动要轻巧、短促、随发随收，关节弹响虽常标志手法复位成功，但不可追求弹响。

3. 牵引按压法

患者俯卧，一助手于床头抱住患者肩部，另一助手拉患者两踝，对抗牵引数分钟。术者用拇指或掌根按压痛点部位。按压时结合两助手牵引力，增加按压的力量。

4. 腰椎旋转扳法

患者坐位，腰部放松。以右侧为患侧为例：助手固定患者左侧下肢及骨盆，术者坐于右后侧，左手拇指抵住需扳动的棘突右侧方，右手从患者右侧腋下穿过，向上从项后按压住患者左侧肩部，令患者主动缓慢弯腰至最大限度后，再向右侧旋转至一定限度时，术者左手拇指从右向左顶推棘突，右手扳肩右旋，而右肘同时上抬。上述三个动作同时协调进行，使腰部旋转到最大幅度，常可感到左手拇指下棘突滑动感或听到腰部发出“咔嗒”声响。

三、特色点穴手法

谢氏认为，腰椎间盘突出症其最根本的原因是突出物压迫神经，压迫处是病变的关键，手法治疗结合传统经络学说和现代解剖，寻找椎旁神经根出口处点穴，病人有下肢放射感为佳，要求点穴部位准确，力量深透恒定，不能忽轻忽重，点穴部位稳定，持续时间较长，30 秒到 1 分钟，以病人能耐受，不出现剧痛，点穴前后要求都要放松手法，该方法疗效非

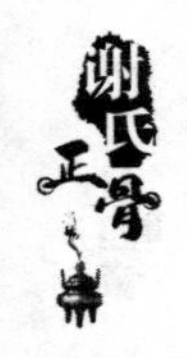

常好。

四、手法治疗注意事项

有下列情形之一的，忌用或慎用手法：

1. 影像学示巨大型、游离型腰椎间盘突出症，或病情较重，神经有明显受损者。

2. 体质较弱，或者孕妇等。

3. 患有严重心脏病、高血压、肝肾等疾病患者。

4. 体表皮肤破损、溃烂或皮肤病患者；有出血倾向的血液病患者。

第五章　谢氏正骨经验方

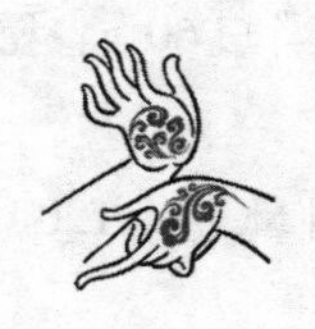

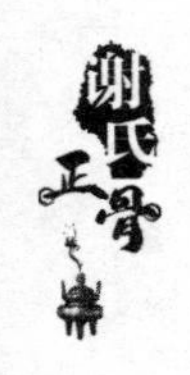

第一节　谢氏临证常用方药

治疗股骨颈骨折（牵引下一月，骨折无移位）

海马 30 g，脆蛇 45 g，三七 60 g，血竭 45 g，续断 60 g，土鳖虫 30 g，骨碎补 60 g，补骨脂 60 g，枸杞 100 g，狗脊 100 g，川牛膝 60 g，熟地 100 g，肉苁蓉 100 g，龟板 60 g，菟丝子 60 g，白芍 100 g，当归 60 g，蟹粉 100 g，猪蹄筋 100 g，雄黄 10 g，冰片 5 g。

研末为蜜丸，共两月量，计 120 丸。

腰椎压缩骨折（胸 12、腰 1 压缩 1/3，3 周后用）

海马 20 g，脆蛇 45 g，醋制鳖甲 100 g，土鳖虫 90 g，制乳香 60 g，制没药 60 g，儿茶 60 g，红花 60 g，续断 90 g，三七 60 g，血竭 45 g，杜仲 90 g，熟地 90 g，当归 90 g，猪蹄筋 100 g，蟹粉 100 g。

研末为蜜丸，共两月量，计 120 丸。

烧伤冲剂

黄芪 1.8 g，生地 1.8 g，当归 0.9 g，玄参 1.5 g，丹参 1.5 g，赤芍 1.2 g，桃仁 1.5 g，金银花 1.8 g，连翘 0.8 g，猪苓 1.2 g，甘草 0.2 g。

按以上比例调配，研末冲服，5 g/次，一日 2 次。

固本通痹丸

熟地 150 g，山药 180 g，枣皮 100 g，泽泻 100 g，丹皮 100 g，茯苓 100 g，五加皮 200 g，木瓜 200 g，续断 200 g，薏苡仁 200 g，牛膝 200 g，千年健 200 g，淫羊藿 300 g。

研末为蜜丸，共两月量，计 120 丸。

络痹通

钩藤 250 g，桂枝 150 g，桑枝 300 g，白芍 200 g，丹皮 120 g，独活 200 g，牛膝 200 g，僵蚕 150 g，忍冬藤 200 g，生地 120 g，川芎 200 g，浙贝 100 g，薏苡仁 200 g，木瓜 200 g，甘草 80 g。

研末为蜜丸，共 3 月量，计 270 丸。

痛风验方

苍术 15 g，黄柏 15 g，蚕沙 12 g，木瓜 10 g，牛膝 6 g，丹参 15 g，白芍 12 g，桑枝 12 g，五灵脂 9 g，玄胡 15 g，路路通 15 g，槟榔 10 g，云苓 15 g，升麻 3 g，甘草 3 g。

水煎服，一日一副，一日 3 次。

热甚加金银花、蒲公英、丹皮等；

肿甚加泽泻、防己、瞿麦；

后期补肝肾加龟板、宁夏枸杞、淫羊藿、锁阳；

豁痰散结加南星、法半夏、夏枯草、浙贝；

体虚加黄芪、人参；

局部可用金黄散加活血散，加明矾 15 g，雄黄 15 g 外敷。

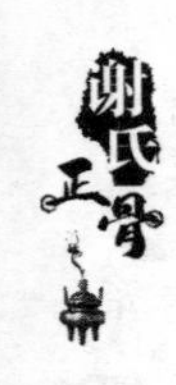

颈性眩晕方

陈皮10 g，制半夏10 g，天麻15 g，钩藤15 g，白术10 g，茯苓12 g，僵蚕10 g，丹参30 g，川芎15 g，生姜3片。

水煎服，一日一副，一日3次。

风痰眩晕痰湿较重者加天南星、石菖蒲；

气虚乏力者加党参、黄芪；

肝肾阴虚者加枸杞、熟地；

肝阳上亢减川芎，加白芍、煅龙骨、牡蛎；

痰瘀互结加全蝎、蜈蚣。

颈椎病方（桂枝葛根汤加减）

桂枝12 g，赤芍15 g，甘草10 g，生姜10 g，大枣15 g，葛根20 g。

水煎服，一日一副，一日3次。

神经根型颈椎病加威灵仙12 g，姜黄15 g，当归15 g，防己12 g，木瓜12 g；

交感神经型颈椎病加浮小麦30 g，生黄芪60 g，麻黄根12 g；

椎动脉型颈椎病加半夏6 g，陈皮6 g，天麻12 g，全蝎10 g，钩藤10 g，川芎15 g，柴胡12 g；

脊髓型颈椎病加黄芪15 g，党参12 g，川芎12 g，当归12 g，地龙15 g。

腰椎间盘突出症验方

1. 急性期

（1）瘀血型：急性损伤引起。

当归尾9 g，赤芍9 g，川芎5 g，桃仁5 g，红花5 g，制乳没各5 g，王不留行9 g，五加皮9 g，落得打9 g，玄胡9 g，牛膝9 g，陈皮5 g。

水煎服，一日一副，一日3次。

（2）风寒型：因宿伤或劳损并受风寒。

麻黄3 g，羌活5 g，独活5 g，防风9 g，防己9 g，威灵仙9 g，木瓜9 g，地龙9 g，秦艽5 g，鸡血藤9 g，赤芍5 g，丹参9 g，川芎9 g，三七2 g，牛膝5 g，陈皮5 g。

水煎服，一日一副，一日3次。

疼痛剧烈加制川乌5 g。

2. 缓解期

防风5 g，独活5 g，秦艽5 g，当归5 g，赤芍5 g，川芎9 g，威灵仙9 g，五加皮9 g，牛膝9 g，防己9 g，桑寄生9 g，续断9 g，杜仲9 g，陈皮5 g。

水煎服，一日一副，一日3次。

3. 康复期

（1）阳虚型

熟地9 g，山药9 g，枣皮9 g，当归9 g，川芎5 g，白芍9 g，巴戟天9 g，肉苁蓉9 g，秦艽5 g，千年健9 g，狗脊9 g，牛膝9 g。

水煎服，一日一副，一日3次。

（2）阴虚性

生地9 g，山药9 g，枸杞9 g，炙龟板9 g，白芍9 g，炒丹皮6 g，当归9 g，川芎5 g，续断9 g，炒杜仲9 g，威灵仙9 g，鸡血藤9 g，牛膝9 g。

水煎服，一日一副，一日3次。

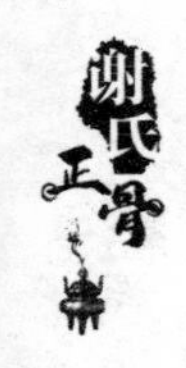

谢氏抗骨质增生、类风湿性关节炎方

龟板60 g，熟地60 g，杜仲50 g，枸杞50 g，桑寄生50 g，威灵仙50 g，怀牛膝50 g，当归30 g，白芍100 g，红参30 g，菟丝子30 g，砂仁30 g，木瓜50 g，五味子50 g，桂枝20 g，木香30 g，防风30 g，脆蛇40 g，海马20 g，虎骨* 20 g，鹿胶30 g，阿胶30 g，乌梢蛇50 g。

研末为蜜丸，共一月量，计90丸。

促肾壮骨汤（治疗骨质增生）

生地30 g，薏苡仁60 g，党参15 g，白术15 g，猪苓15 g，何首乌15 g，仙灵脾15 g，杜仲10 g，五味子12 g，乌梢蛇10 g，肉桂3 g，甘草6 g，熟附片6 g（先煎30~60分钟）。

水煎服，一日一副，一日3次。

---

* 虎骨现已不用，用牛胫骨代，剂量加倍。

第二节　谢氏博采众家方书效方

一、少林寺秘传内外损伤主方

【方药组成】苏木3 g，桃仁（去皮尖）14粒，泽兰3 g，续断6 g，生姜3片，生地6 g，乌药3 g，木香2 g，川芎6 g，没药（去油）3 g，当归尾6 g，甘草2.5 g，乳香（去油）3 g。

【功效主治】本方具有活血祛瘀，消肿止痛之功效。用于治疗全身损伤。

【应用方法】水煎，加老酒、童便各1杯冲服。

【本方来源】《救伤秘旨》。

二、仙授外伤见血主方

【方药组成】续断9 g，川芎6 g，益母草6 g，归尾6 g，地黄6 g，藁本6 g，苏木4.5 g，白芍6 g，乳香（炙）7.5 g，甘草1.5 g，生姜3片，没药7.5 g，白芷3 g。

【功效主治】本方具有活血化瘀、消肿止痛、活血止血、通脉止痛之功效。用于治疗跌打扭挫损伤、皮破青肿、瘀紫肿胀等症。

【应用方法】水煎服。

【本方来源】《救伤秘旨》。

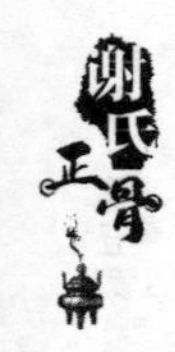

三、异远真人用药歌

归尾兼生地，槟榔赤芍宜；四味堪为主，加减任迁移。乳香并没药，骨碎以补之。头上加羌活，防风白芷随。胸中加枳壳，枳实又云皮。腕下用桔梗，菖蒲厚朴治。背上用乌药，灵仙妙可施。两手要续断，五加连桂枝。两肋柴胡进，胆草紫荆医。大茴与故纸，杜仲与腰肢。小茴与木香，肚痛不须疑。大便若阻隔，大黄枳实推。小便如闭塞，车前木通提。假如实见肿，泽兰效最奇。倘然伤一腿，牛膝木瓜知。全身有丹方，饮酒贵满卮。麻烧存性，桃仁何累累。红花少不得，血竭也难离。此方真是好，编成一首诗。庸流不肯传，无乃心有私。

【方药组成】槟榔 9 g，生地 15 g，赤芍 9 g，归尾 9 g。

【功效主治】本方具有活血祛瘀之功效。用以治疗跌打损伤、瘀肿疼痛。

【应用方法】水煎服。

【本方来源】《跌损妙方》。

1. 根据症状加减选药

（1）骨折：加骨碎补、乳香、没药。

（2）瘀肿：加泽兰。

（3）便秘：加枳实、大黄。

（4）小便不通：加通草、车前子。

2. 根据损伤部位选用引经药

（1）头部：防风、血芷、羌活。

（2）胸部：枳实、枳壳、云皮（茯苓皮）。

（3）胃脘部：菖蒲、桔梗、厚朴。

（4）背部：威灵仙、乌药。

（5）上肢：五加皮、续断、桂枝。

（6）两胁：龙胆草、柴胡、紫荆皮。

（7）腰部：破故纸、大茴、杜仲。

（8）肚腹部：木香、小茴。

（9）下肢：牛膝、木瓜。

（10）全身：苎麻（烧存性）、桃仁、血竭、红花，并且用满杯酒送服。

四、十四味加减方

【方药组成】砂仁3 g，菟丝子3 g，归尾3 g，寄奴3 g，广皮6 g，肉桂3 g，五加皮4.5 g，蒲黄3 g，灵脂3 g，杜仲3 g，香附3 g，玄胡3 g，枳壳3 g，青皮3 g。

【功效主治】本方具有活血祛瘀、理气补肾之功效。用以治疗跌打损伤。

【应用方法】水、酒各半煎服。

【本方来源】《救伤秘旨》。

五、飞龙夺命丹

【方药组成】赤芍（酒炒）9 g，木香9 g，地鳖24 g，硼砂24 g，灵脂（醋制）9 g，血竭24 g，自然铜24 g，寄生（炒）9 g，葛根（炒）9 g，故子（盐炒）9 g，蒲黄（生熟各半）9 g，川贝9 g，韭子9 g，枳壳9 g，朱砂9 g，当归（酒洗）15 g，猴骨（制）15 g，桃仁15 g，玄胡（醋制）15 g，莪术15 g，青皮（醋炒）6 g，五加皮（酒浸）15 g，三棱（醋制）12 g，苏木12 g，土狗（不见火）6 g，肉桂（去皮）6 g，前胡6 g，乌药6 g，秦艽6 g，杜仲（盐炒）6 g，羌活

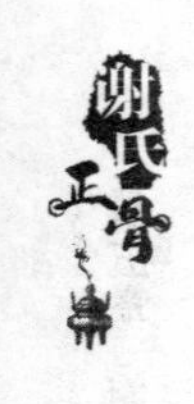

6 g，麝香6 g。

【功效主治】本方具有活血去瘀、行气止痛之功效。用以治疗各种跌打损伤。

【应用方法】以上各制，共为细末，重者服9 g，轻者服4.5 g，老酒送下。

【本方来源】《救伤秘旨》。

六、地鳖紫金丹

【方药组成】血竭24 g，地鳖24 g，乌药15 g，自然铜24 g，当归（酒炒）15 g，硼砂24 g，土狗15 g，牛膝15 g，灵仙（酒炒）15 g，桃仁15 g，木香（制）12 g，玄胡15 g，五加皮（炒）9 g，香附（制）12 g，续断（盐炒）9 g，麝香12 g，川贝9 g，泽兰9 g，苏木9 g，猴骨（制）9 g，灵脂（醋炒）9 g，陈皮（炒）9 g，菟丝（不见火）6 g。

【功效主治】本方具有活血祛瘀、行气止痛之功效。用以治疗各种跌打损伤。

【应用方法】以上各制，共为细末，伤重者服9 g，轻伤者服3 g。酒送下。

【本方来源】《救伤秘旨》。

七、上部汤药方

【方药组成】桃仁、槟榔、川芎、当归、泽兰、赤芍、桂枝、生地、桔梗、羌活、黄芩、丹皮、独活。

【功效主治】主要用以治疗上部损伤。

【应用方法】生姜引，水煎。酒兑服。

【本方来源】《跌损妙方》。

【说　　明】原方未注明药量。

八、末药方

【方药组成】漆渣 15 g，苏木 30 g，莪术 15 g，狗脊 30 g，三棱 15 g，骨碎补 30 g，红花 15 g，千年健 15 g，槟榔 15 g，过江龙 15 g，寻骨风 15 g，青木香 15 g，枳壳 24 g，花蕊石 6 g，参三七 6 g，乌药 60 g，桃仁 14 粒，制马钱子 20 个。

【功效主治】本方主要用于治疗各类跌打损伤。

【应用方法】共为细末，每服 1 g，日服 2 次。

【加　　减】手上加桂枝；胁下加龙胆草、桔梗、柴胡、牙皂、细辛、青皮；腰上加杜仲、破故纸；上 40 岁者加黄芪、熟地、远志、白芍、枣皮、茯苓、山药、泽泻、甘草。未过 40 岁者加红枣肉、乳香、槟榔、没药、防风、骨碎补、羌活、乌药。

【本方来源】《跌损妙方》。

九、下部汤药方

【方药组成】木香、南星、黄芩、甜瓜皮、紫金皮、三七、桃仁、牛膝、独活、川芎、羌活、防己、生地、骨碎补、赤芍、薏苡仁、归尾、木瓜、乳香。

【功效主治】本方主要用于治疗下部损伤。

【应用方法】水煎，酒兑服。

【本方来源】《跌损妙方》。

【说　　明】原方未注明药量。

十、中部损伤药方

【方药组成】乳香、归尾、苏梗、赤芍、苏木、生地、紫

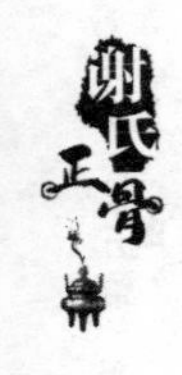

金皮、羌活、桃仁、丹皮、大茴、草乌（少用）、小茴、元胡、杜仲、儿茶、红花。

【功效主治】本方主要用于治疗中部损伤。

【应用方法】水煎，酒兑服。

【本方来源】《跌损妙方》。

【说　　明】原方未注明药量。

十一、佛手散

【方药组成】五加皮、当归、木瓜、生地、大茴、川芎、钩藤、白芍、荆芥、防风、乌药、白芷、没药、紫荆皮、乳香、槟榔、威灵仙、杜仲、五灵脂、破故纸、自然铜、牛膝、羌活、天南星。

【功效主治】本方主要用于治疗全身跌打损伤。

【应用方法】共为末，好酒一坛，绢袋盛浸 3～5 日，随量饮，不拘时。

【本方来源】《跌损妙方》。

【说　　明】原方未注明药量。

十二、十三味总方

【方药组成】桃仁 3 g，乌药 3 g，苏木 3 g，青皮 3 g，三棱 15 g，骨碎补 4.5 g，赤芍 4.5 g，木香 3 g，当归 3 g，玄胡 3 g，莪术 3 g。

【功效主治】本方具有活血祛瘀，理气润肠之功效。用以治疗跌打损伤。

【应用方法】若伤重者，大便不通，加大黄 12 g。恐有瘀血入内，涩滞，通瘀为主，用陈酒 250 g 煎，又加缩砂仁 9 g，同煎服。

【本方来源】《救伤秘旨》。

说明：古代骨伤医疗限于当时的环境、条件，所总结的一些经验供后人参考与研究，应用时要灵活变通，不可生搬硬套，以免贻误病情。另外，个别方中“猴骨”等野生动物药材，现已不用，但为保留古文献原貌，方中仍保留，临证处方时请选择他药代之。

第六章　谢氏特色疗法

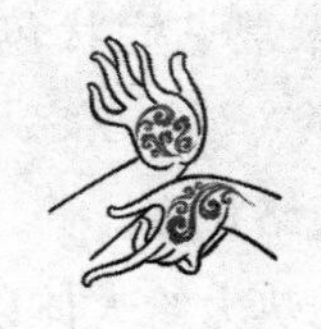

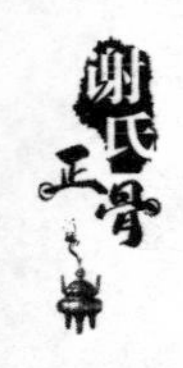

第一节　大面积艾绒温灸器治疗寒湿型痛证

【概述】

寒湿型痛证，是指由于寒邪、湿邪凝滞体内而引起的疼痛，多见于骨性关节炎、类风湿性关节炎、肩关节周围炎、肌肉劳损、骨质增生、腰椎间盘突出等疾病引起的颈、肩、腰、膝、肘等部位疼痛。临床常见症状包括：疼痛遇热减轻，遇风、寒、湿、雨加剧；酸、重、麻、肿；触之不温；屈伸不利。治疗当温经散寒、通络止痛。

艾灸主要是借灸火的热力给人体以温热性刺激，通过经络腧穴的作用，以达到防治疾病目的的一种方法。《医学入门·针灸》载："药之不及，针之不到，必须灸之。"《名医别录》载："艾味苦，微温，无毒，主灸百病。"说明灸法有其独特的疗效。

大面积艾绒温灸器灸是灸法的一种，是笔者依据传统灸法的基础理论，并针对传统温灸器施灸面积小、作用时间短、操作费时费力等缺点，自行发明创制的一种改良温灸器，是利用特制的灸盒、灸架施灸于腰背部、腹部的特殊治疗方法。目前大面积艾绒温灸器已申请获得国家实用新型专利（专利号：201420486893.0）。

大面积艾绒温灸器灸，经过多年临床实践，疗效肯定，优势明显，施灸面积广，作用时间长，操作简便，操作可控性强，节省人力资源，易于重复、推广；较传统温灸器灸起效更快、疗程更短、疗效更高。

【适应证】

腰背肌筋膜炎、腰椎间盘突出症、腰椎小关节紊乱综合征、痛经、月经不调等证属寒湿痹阻者。

【操作方法】

1. 器械准备

自制灸盒及灸架、95%酒精棉球、紫草油或万花油、3年陈艾、自制五行灸药粉、打火机、棉签、止血钳。

2. 操作步骤及方法

第一步：将灸材平铺于灸盒内，用止血钳夹住95%酒精棉球点燃灸材，打开抽风机排烟。

第二步：待灸材烧旺后，让患者俯卧于治疗床上，暴露出腰背部（或腹部），涂上紫草油或万花油，防止烫伤。

第三步：将灸架推入治疗床上，悬于患者腰背部（或腹部）上方，根据患者的感觉调节灸盒的高度，以患者感到温热舒适为度。

第四步：施灸完毕，艾绒燃完后，放置10分钟待灸盒降温后再将艾灰倾斜倒入垃圾篓，熄灭艾火。

第五步：清洁局部皮肤，协助患者起身穿衣，开窗通风，清洁灸盒。

3. 疗程

每日治疗1次，疗程根据具体病情决定。

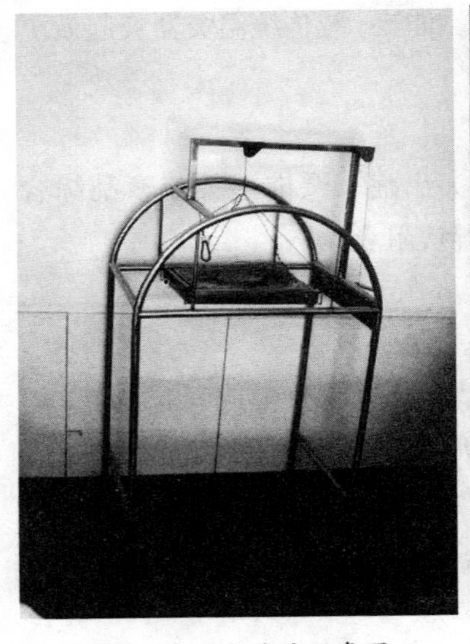

图1　大面积艾绒温灸器

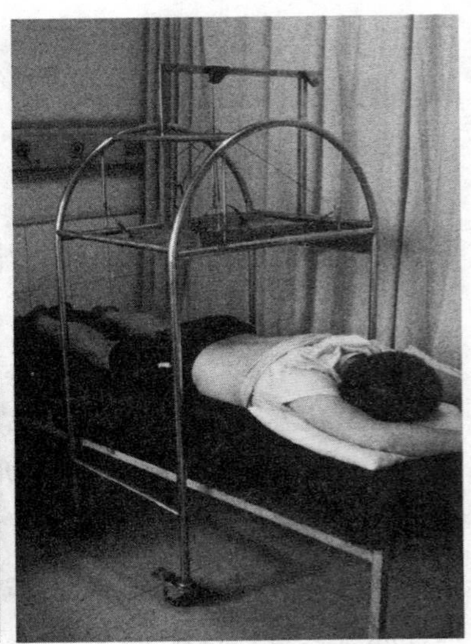

图2　患者正在接受治疗

【注意事项】

1. 施灸时，嘱患者保持舒适体位，尽量避免患者在施灸过程中自行移动而烫伤。

2. 注意灸盒与皮肤的距离，太近则易烫伤，太远则疗效不佳，应随时询问病人温热感，并观察局部潮红程度。

3. 避免艾灰倾倒而发生烫伤或烧坏衣被。

【禁忌证】

1. 孕妇少腹部禁灸。

2. 高热、大量吐血、中风闭证及肝阳头痛等症。

3. 过饱、过劳、过饥、醉酒、大渴、大惊、大恐、大怒者。

【可能并发症（或意外情况）及处理】

1. 施灸后，局部皮肤出现微红灼热，属于正常现象，无需处理。

2. 如因施灸过量，时间过长，局部出现小水疱，注意不要擦破，可任其自然吸收。

3. 如水疱较大，可用消毒的毫针刺破水疱，放出疱液，或用注射针抽出水液，再涂以烫伤油等，并以纱布包敷。

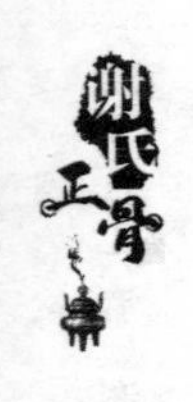

第二节　传统健身功法——八段锦

八段锦，是一种十分优秀的传统保健功法。它动作简单易行，健身功效确切显著，是中华养生文化的瑰宝，深受人民群众的喜爱。八段锦由八个动作组成；锦，是指精美华贵的丝织品，这里表示整套练习柔和连绵，滑利流畅。

八段锦的起源可以追溯到远古时代的导引术。5 000 年前，中国中原大地洪水泛滥，百姓深受雨水潮湿的侵害，筋骨多瑟缩而不达，气血多郁滞而不行。有贤能者发明了“舞”，用来摆脱这些病痛。这种祛病健身的“舞”后来就演变成导引术。导引者，导气令和，引体令柔；导引术就是通过自身的特殊锻炼方式，使机体气机流畅，骨正筋柔；可以很好地激发自身调理能力，消除病痛，增进健康，延缓衰老。

八段锦同祖国传统养生治病理念密切结合，内练精气神，外练筋骨皮。整套动作柔和缓慢，圆活连贯；有松有紧，动静相兼。十分适宜中老年人、亚健康人群以及体质虚弱的康复病人习练。而且可以不受时间、场地和天气的影响。

八段锦的歌诀为：

两手托天理三焦；左右开弓似射雕；

调理脾胃臂单举；五劳七伤往后瞧；

摇头摆尾去心火；两手攀足固肾腰；

攒拳怒目增气力；背后七颠百病消。

八段锦各式动作要点：

第一段：两手托天理三焦

1. 两脚平行开立，与肩同宽。两臂徐徐分别自左右身侧向上高举过头，十指交叉，翻转掌心极力向上托，使两臂充分伸展，不可紧张，恰似伸懒腰状。同时缓缓抬头上观，要有擎天柱地的神态，此时缓缓吸气。

2. 翻转掌心朝下，在身前正落至胸高时，随落随翻转掌心再朝上，微低头，眼随手运。同进配以缓缓呼气。

如此两掌上托下落，练习 4～8 次。另一种练习法，不同之处是每次上托时两臂徐徐自体侧上举，且同时抬起足跟，眼须平视，头极力上顶，亦不可紧张。然后两手分开，在身前俯掌下按，足跟随之下落，气随手按而缓缓下沉于丹田。如此托按 4～8 次。这一式从动作上看，主要是四肢和躯干的伸展运动，但实际上是四肢、躯干和诸内脏器官的同时性全身运动。

此式以调理三焦为主。目前有关三焦的部位尚无定论，但大多数人认为上焦为胸腔主纳，中焦为腹腔主化，下焦为盆腔主泄。即上焦主呼吸，中焦主消化，下焦主排泄。它概括了人体内脏的全部。《难经·六十六难》载：“脐下肾间动气者，人之生命也，十二经之根本也，故名曰原三焦原之别使也，主通行三气，经历五脏六腑。原者，三焦之尊号也。”元气即是人生之命。十二经之根，通过三焦激发于五脏六腑，无处不至，它是人体活动的原动力。因而对三焦的调理，能起到防治各内脏有关诸病的作用。特别是对肠胃虚弱的人效果尤佳。上举吸气时。胸腔位置提高，增大膈肌运动。我们通过 X 线透视观察证明，膈肌较一般深呼吸可增大 1～3 cm，从而加大呼吸深度，减小内脏对心肺的挤压，有利于静脉血回流心脏，使

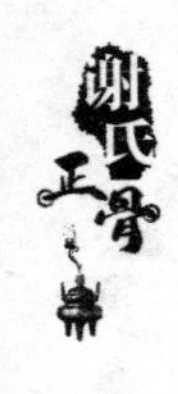

肺的机能充分发挥，大脑清醒、解除疲劳。另外，上举吸气，使横膈下降，由于抬脚跟站立，自然使小腹内收，从而形成逆呼吸，使腹腔内脏得到充分自我按摩；呼气时上肢下落，膈肌向上松弛，腹肌亦同时松弛，此时腹压较一般深呼吸要低得多，这就改善了腹腔和盆腔内脏的血液循环。

平时，人两手总是处于半握拳或握拳状态，由于双手交叉上托，使手的肌肉、骨骼、韧带等亦能得以调理。此式除充分伸展肢体和调理三焦外，对腰背痛、背肌僵硬、颈椎病、眼疾等也有一定的防治作用。

第二段：左右开弓似射雕

1. 两脚平行开立，略宽于肩，成马步站式。上体正直，两臂平屈于胸前，左臂在上，右臂在下。

2. 手握拳，示指与拇指呈八字形撑开，左手缓缓向左平推，左臂展直，同时右臂屈肘向右拉回，右拳停于右肋前，拳心朝上，如拉弓状。眼看左手。

3、4 动作与 1、2 动作同，唯左右相反，如此左右各开弓 4 ~ 8 次。

这一动作重点是改善胸椎、颈部的血液循环。临床上对脑震荡引起的后遗症有一定的治疗作用。同时对上、中焦内的各脏器尤对心肺给予节律性的按摩，因而增强了心肺功能。通过扩胸伸臂，使胸肋部和肩臂部的骨骼肌肉得到锻炼和增强，有助于保持正确姿势，矫正两肩内收圆背等不良姿势。

第三段：调理脾胃臂单举

1. 左手自身前成竖掌向上高举，继而翻掌上撑，指尖向右，同时右掌心向下按，指尖朝前。

2. 左手俯掌在身前下落，同时引气血下行，全身随之放松，恢复自然站立。

3、4 动作与 1、2 动作同，唯左右相反。如此左右手交替上举各 4～8 次。

这一动作主要作用于中焦，肢体伸展宜柔宜缓。由于两手交替一手上举一手下按，上下对拔拉长，使两侧内脏和肌肉受到协调性的牵引，特别是使肝、胆、脾、胃等脏器受到牵拉，从而促进了胃肠蠕动，增强了消化功能，长期坚持练习，对上述脏器疾病有防治作用。熟练后亦可配合呼吸，上举吸气，下落呼气。

第四段：五劳七伤往后瞧

1. 两脚平行开立，与肩同宽。两臂自然下垂或叉腰。头颈带动脊柱缓缓向左拧转，眼看后方，同时配合吸气。

2. 头颈带动脊柱徐徐向右转，恢复前平视。同时配合呼气，全身放松。

3、4 动作与 1、2 动作同，唯左右相反。如此左右后瞧各 4～8 次。

五劳是指心、肝、脾、肺、肾，因劳逸不当，活动失调而引起的五脏受损。七伤指喜、怒、思、忧、悲、恐、惊等情绪对内脏的伤害。由于精神活动持久地过度强烈紧张，造成神经机能紊乱，气血失调，从而导致脏腑功能受损。该式动作实际上是一项全身性的运动，尤其是腰、头颈、眼球等的运动。由于头颈的反复拧转运动加强了颈部肌肉的伸缩能力，改善了头颈部的血液循环，有助于解除中枢神经系统的疲劳，增强和改

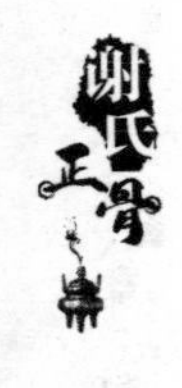

善其功能。此式对防治颈椎病、高血压、眼病和增强眼肌有良好的效果。练习时要精神愉快，面带笑容，乐自心田生，笑自心内，只有这样配合动作，才能起到对五劳七伤的防治作用。另外，此式不宜只做头颈部的拧转，要全脊柱甚至两大腿也参与拧转，只有这样才能促进五脏的健壮，对改善静脉血的回流有更大的效果。

第五段：摇头摆尾去心火

1. 马步站立，两手叉腰，缓缓呼气后拧腰向左，屈身下俯，将余气缓缓呼出。动作不停，头自左下方经体前至右下方，像小勺舀水似地引颈前伸，自右侧慢慢将头抬起，同时配以吸气；拧腰向左，身体恢复马步桩，缓缓深长呼气。同时全身放松，呼气末尾，两手同时做节律性掐腰动作数次。

2 动作与 1 动作同，唯左右相反。

如此 1、2 动作交替进行各做 4 ~8 次。

此式动作除强调松，以解除紧张并使头脑清醒外，还必须强调静。俗谓：静以制躁。“心火”为虚火上炎、烦躁不安的症状，此虚火宜在呼气时以两手拇指做掐腰动作，引气血下降。同时进行的俯身旋转动作，亦有降伏“心火”的作用。动作要保持逍遥自在，并延长呼气时间，消除交感神经的兴奋，以去“心火”。同时对腰颈关节、韧带和肌肉等亦起到一定的作用，并有助于任、督、冲三脉的运行。

第六段：两手攀足固肾腰

1. 两脚平行开立，与肩同宽，两掌分按脐旁。

2. 两掌沿带脉分向后腰。

3. 上体缓缓前倾，两膝保持挺直，同时两掌沿尾骨、大腿后侧向下按摩至脚跟。沿脚外侧按摩至脚内侧。

4. 上体慢慢伸直，同时两手沿两大腿内侧按摩至脐两旁。如此反复俯仰 4 ~ 8 次。

腰是全身运动的关键部位，这一势主要运动腰部，也加强了腹部及各个内脏器官的活动，如肾、肾上腺、腹主动脉、下腔静脉等。中医认为："肾为先天之本""藏精之脏"。肾是调节体液平衡的重要脏器。肾上腺是内分泌器官。与全身代谢机能有密切关系。腰又是腹腔神经节"腹脑"所在地。由于腰的节律性运动（前后俯仰），也改善了脑的血液循环，增强神经系统的调节功能及各个组织脏器的生理功能。长期坚持锻炼，有疏通带脉及任督二脉的作用，能强腰、壮肾、醒恼、明目，并使腰腹肌得到锻炼和加强。年老体弱者，俯身动作应逐渐加大，有较重的高血压和动脉硬化患者，俯身时头不宜过低。

第七段：攒拳怒目增气力

两脚开立，成马步桩，两手握拳分置腰间，拳心朝上，两眼睁大。

1. 左拳向前方缓缓击出，成立拳或俯拳皆可。击拳时宜微微拧腰向右，左肩随之前顺展拳变掌臂外旋握拳抓回，呈仰拳置于腰间。

2 与 1 动作同，唯左右相反。如此左右交替各击出 4 ~ 8 次。

此式动作要求两拳握紧，两脚踇趾用力抓地，舒胸直颈，聚精会神，瞪眼怒目。此式主要运动四肢、腰和眼肌。根据个

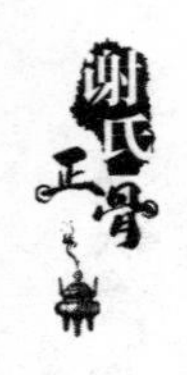

人体质、爱好、年龄与目的不同，决定练习时用力的大小。其作用是舒畅全身气机，增强肺气。同时使大脑皮质和自主神经兴奋，有利于气血运行。并有增强全身筋骨和肌肉的作用。

第八段：背后七颠百病消

两脚相并，脚跟提起，同时配合吸气，脚跟下落，同时配合呼气，全身放松，如此起落4～8次。

由于脚跟有节律地弹性运动，从而使椎骨之间及各个关节韧带得以锻炼，对各段椎骨的疾病和扁平足有防治作用。同时有利于脑脊液的循环和脊髓神经功能的增强，进而加强全身神经的调节作用。

八段锦练习的运动量：一般情况下，一周应不少于5次练习，每次练习在40分钟，做1～2遍，每遍之间休息2分钟，加上开始的准备活动和结束的整理运动，一次练习在50分钟左右为宜。如时间或身体健康情况不允许，可在一天中合适时间安排1～2次练习，每次练习15～30分钟，数量1～2遍，也可将整套拆开选择适合自己的动作来练习，同样可以取得良好的锻炼效果。由于受到性别、年龄、身体条件等因素的影响，练习者个体差异很大，不应攀比，心态要平衡，需结合自己的实际情况灵活掌握。运动量安排得是否合理，是练习的最关键环节，任何一种模式的选择都有其局限性。对运动量的掌握应以本体感觉为准，其最简便有效的检测方法是运动后精神愉快、脉搏稳定、血压正常、食欲及睡眠良好，表明运动量是适宜的。如果运动后身体明显疲劳、脉搏长时间得不到恢复、食欲下降、睡眠不佳，则表明运动量过大，应及时进行调整。

活动注意重点：形体活动包括两方面，一是姿势，二是运动过程。对于初学者，在练习中首先要抓好基本身型。如基本身型有毛病就会给人感觉到动作处处别扭，因为身型贯穿于形体活动的始终。正如古语所说，“形不正则气不顺，气不顺则意不宁，意不宁则气散乱”，可见基本身型的重要。当学会功法后，应进一步在动作的规格要领上下功夫，力求做到动作准确、要领得法、姿势优美、动作大方。因为会做并不等于做得对，需要有一个反复练习提高的过程。经过一段时间的练习，动作开始由紧变松，由松变沉，由沉变稳，功夫逐渐上身。此时，应该把形体活动的重点放在如何突出功法的风格特点上，做到柔和缓慢，圆活连贯，松紧结合，动静相兼，神与形合，气寓其中。以上只是从练习的不同阶段，谈了八段锦形体活动应重点注意的问题。在实际练功中这些应注意的问题都是交织在一起的，只不过是有所侧重而已。另外，在形体活动中同样要注意因人而异。对姿势的高低、幅度的大小都应灵活掌握，对一时难以完成的动作不可强求，应降低难度以自己练习时舒适为好。

八段锦在练习中呼吸吐纳的方法：呼吸吐纳是指吐出肺中浊气，吸进清新的空气。八段锦的呼吸方法是，采用逆腹式呼吸，同时配合提肛呼吸。具体操作是，吸气时提肛、收腹、膈肌上升，呼气时膈肌下降、松腹、松肛。与动作结合时是起吸落呼，开吸合呼，蓄吸发呼，在每一段主体动作中的松紧与动静变化的交替处，采用闭气。因每个人的肺活量、呼吸频率存有差异，功法的动作幅度也有大小、长短之别，对呼吸的方法要灵活运用，不可生搬硬套，如气息不畅应随时进行调节。练习中对呼吸吐纳的总体把握是，在初学阶段以自然呼吸为好，

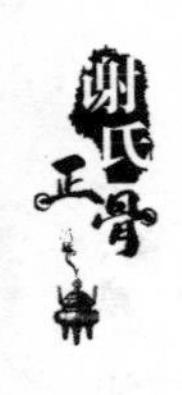

待动作熟练后可根据呼吸方法结合动作逐渐练习，呼吸应柔和均匀，不可追求深长，其间自然呼吸在练习中是不可缺少的，它起着重要的调节作用。这样，经较长一段时间的锻炼，呼吸与动作才能配合自如，逐步进入不调而自调状态。

八段锦是以肢体运动为主的导引术，其方法简单易行，练习中大脑始终处于觉醒状态，对呼吸和意念的要求不像静功和有些动功要求那么高。只要按八段锦书中习练要领去做，不可能会出偏。但在练习中，个别初学者出现过头晕、恶心、手足麻木、心慌气短等现象。这多与体质虚弱、没有休息好和身体不舒服还坚持练习，或过于认真而出现紧张有关。只要暂时停止练习，稍加休息，症状即可消除。也有练习后感到身体不适的，这主要与运动量过大有直接关系，应循序渐进，量力而行。

八段锦在练习时的意念活动是意想动作过程。它包括动作的规格、要点、重点部位及呼吸。可能有人会问，这么多内容如何意守，会不会顾此失彼。其实操作起来非常容易，它同调身调息一样，有一个渐进的过程。在练功初期，也就是学习动作阶段，主要是意念动作规格和要点，在熟练提高阶段重点是意念动作技术环节，注重风格特点，使意念与呼吸相协调。随着功法的熟练、技术水平的提高，动作趋于自动化，呼吸也近于自调，这时的意念也随之越来越恬淡，最后达到动作、呼吸、意念协调一致。

第三节　谢氏流派功法

颈椎病功法

1. 前后点头

取站势，双脚分开与肩等宽（下同）。上身不动，向前点1次头，再向后仰1次头。力争很大限度，动作要慢，要渐进。前后各20次。

2. 左右转头

上身不动，头正。头向左转1次，归原位后，再向右转1次。力争很大限度，动作要慢，要渐进。左右各20次。

3. 仰头观天

将头尽量向后仰，眼睛观天，坚持5分钟。

4. 旋转脖颈

用头带动脖、颈旋转，要转大圈，头距双肩越近越好。向左旋转2圈，再向右旋转2圈，不要向一侧连续旋转。动作要慢，不要闭眼睛，以免眩晕，眼睛要随之转动。左右各旋转20次。

5. 双手托天

半屈双臂，虚握双拳，拳与肩平。然后虚拳变掌，掌心朝上，双手慢慢用力向上高擎，如托重物；头随之仰起，眼睛观天。双手高擎20次。

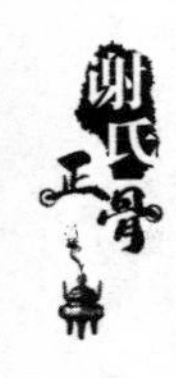

6. 单掌擎空

左臂从旁向上举起，掌心向上，成少先队礼势；右臂同时曲肘向后背，中手指尽力摸背脊上部。左右臂如此交替，各活动 20 次。

7. 向前引颈

双手十指交叉，手心向前，双臂伸直；同时头也尽量向前伸。然后双臂收至半屈，头也恢复原位。如此活动 20 次。

8. 下颌引颈

双手抚按腰肾处两侧，拇指向前，四指朝后，下颌仰起，向上、向前、向下画圈，然后回归原位，要用柔力伸延到极限，尽量画大圈。上身也随之前后呈小波浪式运动。引颈画圈 20 次。

9. 旋腰转胯

双手按腰肾部位两侧，拇指向前，四指朝后。腰胯向左向前、向右、向后、再向左缓慢旋转一周，要很大限度地画圈。头和肩部不动，腰部不要弯曲。左右交替各旋转 20 次。

10. 看后脚跟

双脚并拢，头正身直，然后扭头向左下后方看左脚跟。头回原位后，再扭头向右下后方看右脚跟。左右各看 20 次。在活动中，有时会出现酸、痛、麻或关节弹响等，均属于正常现象。

腰痹功法

第一节：双手托天

预备姿势：分腿直立，稍宽于肩，两肘屈曲，手指交叉于上腹部，掌心向上。

动作要领：①上体正直，两臂上提至胸部，翻掌上托，掌心向上，肘关节伸直，双眼仰视手背；②两臂带动上体向左侧屈1次；③再侧屈1次；④两手分开，双眼目视左臂，两臂经体侧后下落，还原成预备姿势。右侧动作同左，只是方向相反。该式一左一右为一次，共做1次。做最后一遍时两手下落放于身体两侧。

功法作用：矫正脊柱侧弯，治疗腰部、颈部的僵硬，并强化腰部、背部肌肉。

得气感：颈和腰部产生酸胀感，并放射至肩、臂、手指。

第二节：转腰推掌

预备姿势：分腿直立，稍宽于肩，两手握拳置于腰部。

动作要领：①右手立掌向前推出（掌心向前），同时上体向左转，眼视左方，左肘向左侧方顶与右臂成直线；②还原成预备姿势；③左手立掌向前推出（掌心向前），同时上体向右转，眼视右方，右肘向右侧方顶与左臂成直线；④还原成预备姿势。该式一左一右为一次，共做2次。做最后一遍时，两手回收至身体两侧，两眼目视前方。

功法作用：治疗手臂麻痹、腰部肌肉萎缩，矫正脊柱侧弯，强化腰部转弯能力。

得气感：当推掌转体时，腰、肩、背有酸胀感。

第三节：叉腰旋转

预备姿势：分腿直立（稍宽于肩），双手叉腰，大拇指朝前。

动作要领：①两腿伸直，两脚不动，双手用力推动骨盆，作顺时针方向环绕一周；②然后再作逆时针方向环绕一周，环

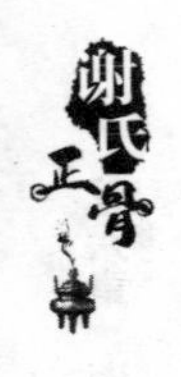

绕时幅度由小而大，逐步达到最大限度。该式顺逆时针各两次，共做4次。做最后一遍时，两手回收至身体两侧，两眼目视前方。

功法作用：治疗急性闪腰、慢性腰酸。

得气感：腰部有明显酸胀感。

第四节：展翅变腰

预备姿势：分腿直立，稍宽于肩，两手交叉于小腹前，手掌向内。

动作要领：①两臂前上举，抬头挺胸收腹（眼视手背）；②两臂经体侧下落至侧平举，掌心向上；③两手翻掌同时上体挺腰前屈；④两臂体前交叉。该式一上一下为一次，共做2次，做最后一遍时，两手放于身体两侧，两眼目视前方。

功法作用：治疗腰部、背部的疼痛，改善腰背部的软部组织功能。

得气感：两臂上举眼视手背时腰部有酸胀感，双手触地时两腿后肌群有酸胀感。

第五节：弓步插掌

预备姿势：直立分腿一大步，双手握拳于腰部。

动作要领：①上体左转成左弓步，同时右拳变掌向前上方插掌，拇指与头顶相平；②还原成预备姿势；③上体右转成右弓步，同时左拳变掌向前上方插掌，拇指与头顶相平；④还原成预备姿势。该式一左一右为一次，共做2次。做最后一遍时，左脚收回成并步。

功法作用：治疗颈部、背部、腰部的疼痛，提升臀部、腿部肌肉及其旋转肌肉。

得气感：腰腿有酸胀感。

第六节：双手攀足

预备姿势：立正，手自然下垂。

动作要领：①手指交叉于上腹前（掌心向上），两手经脸前翻掌上托，眼视手背；②上体挺腰前屈；③手掌按脚背；④两手慢慢分开沿腿外侧上摸至身体两侧。该式一上一下为一次，共做 2 次。做最后一遍时，两手回收成预备姿势。

功法作用：治疗脚、下肢酸麻，强化背部、腰椎、脚膝软组织及其功能。

得气感：两臂上举时颈、腰部有酸胀感，当弯腰手掌触脚背时，腰腿部有酸胀感。

膝痹功法

1. 坐位伸膝

坐在椅子上，将双足平放在地上，然后逐渐将左（右）膝伸直，并保持直腿姿势 5～10 秒钟，再慢慢放下。双腿交替进行，重复练习 10～20 次。

2. 俯卧屈膝

俯卧位，双手在头前交叉，将头部放在手臂上，然后将左（右）膝关节逐渐屈膝，尽量靠近臀部，并保持屈膝姿势 5～10 秒钟，再慢慢放下。两腿交替进行。重复练习 10～20 次。

3. 伸肌锻炼

仰卧位，将一侧膝关节屈曲尽量贴向胸部，用双手将大腿固定 5～10 秒钟，然后逐渐伸直膝关节，两腿交替进行。重复进行 10～20 次。

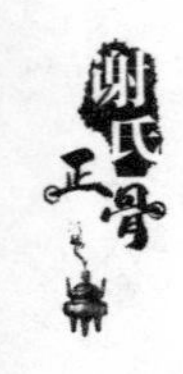

4. 股四头肌锻炼

俯卧位，将一侧腿屈膝靠向臀部，双手反向握住踝部（或用毛巾环绕踝部），逐渐将下肢向臀部牵拉，并保持这一姿势5～10秒钟，然后放下，双腿交替进行。反复练习10～20次。

5. 推擦大腿

坐在椅上，双膝屈曲，用两手的掌指面分别附着左（右）腿两旁，然后稍加用力，沿着大腿两侧向膝关节处推擦10～20次，双腿交替进行。

6. 指推小腿

坐在椅上，双膝屈曲，双腿微分，将两手的虎口分别放在一侧膝盖的内外侧，然后拇指与其余四指对合用力，沿小腿内、外侧做直线的指推动作尽量至足踝。反复指推10～20次，然后换腿重复此动作。

7. 拳拍膝四周

坐在椅上，双腿屈曲，双足平放在地板上，并尽量放松双腿，双手半握拳，用左右拳在膝四周轻轻拍打50次左右。

8. 按揉髌骨

坐在椅子上，双膝屈曲约90°，双足平放在地板上，将双手掌心分别放在膝关节髌骨上，五指微张开紧贴于髌骨四周，然后稍用力均匀和缓有节奏地按揉髌骨20～40次。

第四节　谢氏流派养生保健衍生产品

香　囊

一、预防感冒

川芎、白芷、荆芥、薄荷、羌活、藿香、防风各9 g，细辛、辛夷花、冰片各3 g，雄黄1.5 g。用法：上药共研细末，从早起每3小时闻一次直至睡前，或做成布包闻吸，共用1～3天。

二、防治四时流感

藿香、丁香、木香、羌活、白芷、柴胡、菖蒲、苍术、细辛各3 g。用法：上药共研细末，用绛色布缝制小药袋，装入药末，佩戴胸前，时时嗅闻。

三、防治小儿上呼吸道感染

山柰、苍术、藁本、菖蒲、冰片、甘松各等份。用法：除冰片外，将各药烘干，研为细末，加入冰片，调均匀，装袋内，佩戴胸前，时时嗅闻。

四、驱蚊虫

艾叶15 g，苍术15 g，菖蒲15 g，佩兰15 g，藿香15 g，

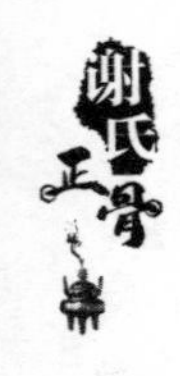

山柰 15 g，丁香 3 g，檀香 3 g，小茴香 3 g。用法：共研为细末，调均匀，装袋内，佩戴身上。

药　枕

一、颈椎病

通草 300 g，白芷 100 g，红花 100 g，菊花 200 g，佩兰 100 g，川芎 100 g，桂枝 60 g，厚朴 100 g，石菖蒲 80 g。将这些药混合并加工使之软、硬适度，制成药物枕头。每天枕用时间不少于 6 小时，连用 3 月以上。此外，对于颈椎病的不同症状，可相应加减药物。

如颈项酸困不适可加：苍术 60 g，豨莶草 100 g；

头晕、鼻塞，可加葛根 60 g，辛夷花 60 g；

肢体麻木，可加麻黄 50 g，桑枝 100 g，防风 100 g，羌活 100 g。

对颈部生理曲线序列不齐、变直或反屈，轻度骨质增生、软组织紧张引起的症状，可枕于颈部，仰卧，以加强疗效。

二、腰腿痛

当归、羌活、藁本、制川乌、黑附片、川芎、赤芍、红花、地龙、血竭、菖蒲、灯心草、细辛、桂枝、丹参、防风、莱菔子、威灵仙、乳香、没药、冰片各等份，研为粗末，做枕芯。每天枕用时间不少于 6 小时，连用 3 月以上。

第七章　常见伤科病症治疗经验

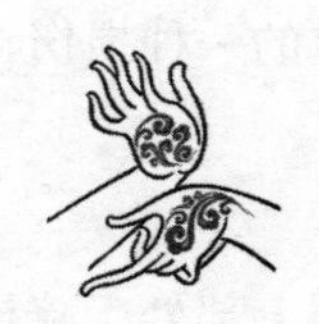

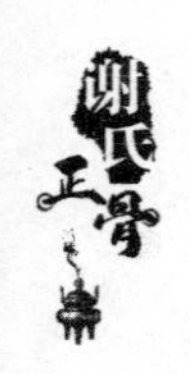

第一节　肱骨髁上骨折

肱骨髁上骨折又名臑骨下端骨折，是指肱骨内外髁之上2 cm处发生的骨折，好发于儿童，以5～8岁最常见。根据统计约占儿童全身骨折的26.7%，约占肘部骨折的70%，骨折后的功能恢复预后较好，但由于常常合并神经、血管损伤及肘内翻畸形，故属于较严重的一种损伤，应予足够重视。

一、病因病机

与肱骨干相比较，髁上部处于疏松骨与致密骨交界处，后有鹰嘴窝前有冠状窝，两窝间仅有一层极薄的骨片，承受载荷的能力较差，因此，不如肱骨干坚固，是容易发生骨折的解剖学因素。肱骨髁上骨折多为间接暴力所致，如追逐跌倒，高处跌下，或不慎滑倒等。由于跌倒时的暴力方向不同，骨折类型也随之而异，可分为伸直型及屈曲型，其中以伸直型居多，占95%。

1. 伸直型

此型约占95%，由间接暴力所致。跌倒时，肘关节在半伸位或伸直位，手掌先着地，地面的反作用力沿前臂传达至肱骨下端，将肱骨髁推向后上方，由上而下的身体重力将肱骨干推向前方。这种剪力使肱骨髁上骨质薄弱处发生骨折。折线由前下斜向后上，远折端向后移，近折端向前下方移位，前侧骨膜断裂，后面近侧骨膜剥离。骨折移位严重时，近端可穿通肱前肌，甚至伤及正中神经和肱动脉。

该类型骨折根据侧方受力情况，可分为尺偏型和桡偏型。尺偏型约（3/4），骨折远端向尺侧移位，近端相对向桡侧移位，这样导致外侧骨膜出现断裂，内侧骨膜大多数保持完整；同时尺侧骨皮质遭受挤压，出现塌陷；经手法复位后尺侧骨皮质不稳定，很难维持骨折的位置；再因上肢的自身重力的牵引，复位后骨折远端常常出现内旋并向尺侧移位，最后导致骨折愈合后出现肘内翻畸形。桡偏型约（1/4），骨折远端向桡侧移位，近端相对向尺侧移位；出现内侧骨膜断裂，外侧骨膜完整，因肱骨远端外侧骨皮质较坚固，很少出现骨皮质压缩及塌陷，复位后相对稳定，不容易出现肘内翻畸形。但若严重的桡偏型，也可能出现肘外翻畸形。也存在损伤神经的可能，但多数为挫伤，较尺偏型预后较好。

2. 屈曲型

此型约占5%。跌倒时，多由直接暴力所引起，肘关节处于屈曲位，尺骨鹰嘴撞击地面致伤。暴力经肱尺关节向上传递至髁部，造成髁上屈曲型骨折。折线多由后下斜向前上，骨折远端向前向上移位。屈曲型肱骨髁上骨折合并神经血管损伤的较为少见；在严重的骨折移位中，近折端刺入肱三头肌内或挫伤尺神经。骨折端亦可发生尺侧及桡侧侧方移位和旋转移位。

二、临床表现

肘部受伤后，局部出现肿胀疼痛，甚至出现张力性水疱；局部压痛明显，肘关节活动受限。肱骨髁上部异常活动及骨擦音。伸直型骨折肘部呈半脱位，出现“靴状”畸形，在肘前

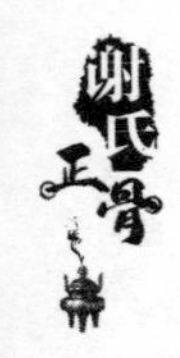

可扪及突出的骨折近端，骨折线位于肱骨下段鹰嘴窝水平或其上方，骨折的方向为前下至后上，骨折向前成角，远折端向后移位。屈曲型骨折，肘后呈半圆形，在肘后扪及突起的骨折近端，骨折线可为横断，骨折向后成角，远折端向前移位或无明显移位。肱骨髁上骨折肘后三角关系存在。有桡偏移位者，骨折处外侧凹陷，内侧较突起；尺偏移位者，形态与上述相反。如因肿胀、疼痛重无法做仔细检查，应迅速拍 X 线正、侧位片以确定骨折及移位情况。

三、诊断要点

1. 病史

有手掌撑地或肘部着地外伤史。

2. 体征

伤肢肘部肿胀，肿甚者伴有张力性水疱，可伴有畸形，肘后三角关系可正常，肱骨髁上环形压痛，可扪及骨擦感，纵向叩击痛（+），肘关节主动活动受限；需注意检查有无神经、血管损伤，如垂腕、垂指征、桡动脉搏动减弱、手指感觉及活动异常等。

3. 影像学检查

对于骨折移位明显者，单纯的 X 线片就可以确定骨折类型、移位方向及程度；存在旋转移位者，必要时可做 CT 检查。对于骨折移位不明显者：①需根据肘关节的肱骨前线、轴线与肱骨头的关系来判断骨折远端是否存在移位。根据我们的临床观察，年龄在 8 岁以下的患者，正常肱骨前线为肱骨下 1/3 前骨皮质线与肱骨小头骨化中心中 1/3 处相交，轴线是肱骨下 1/3 轴线，肱骨小头骨化中心不超过轴线；若肱骨小头骨化中心的前2/3超过肱骨前线者，考虑肱骨远端向后侧移位；年龄较大的患者，肱骨小头骨化中心前2/3超过肱骨前线。肱骨小头骨化中心部不会超过轴线。②X线泪滴是否连续，X线泪滴是由肱骨远端鹰嘴窝、冠突窝及外壳骨突的骨皮质构成，X线泪滴连续中断考虑肱骨髁部骨折。③是否存在脂肪垫征象，正常肘关节X线片侧位片，只在肱骨远端前方呈条索状低密度影，后方不显影，若肘关节X线片肱骨远端出现低密度影，像“八”字征，出现考虑肘部有积血及积液，间接征象考虑有肘部有损伤。

在X线片分析骨折移位方向时，前后内外方向移位容易判断；旋转移位不容易判断。根据我们长期临床工作观察，判断旋转移位：①旋前（内旋）移位多见于尺偏型肱骨髁上骨折；旋后（外旋）多见于桡偏型肱骨髁上骨折；②在肘关节侧位X线片上观察尺桡上关节重叠及桡骨头位置来判断旋转，旋前（内旋）移位多见尺桡骨上关节重叠减少及桡骨头向前；旋后（外旋）多见于尺桡骨上关节重叠加大及桡骨头向后。

4. 辅助检查

肌电图在必要时可了解有无神经损伤及其程度；彩色B超可作为血管损伤的诊断依据。

四、临床分型

（一）按骨折移位程度分型（Gartland分类）

Ⅰ型：骨折无移位，常见青枝骨折。

Ⅱ型：完全性骨折，后侧骨皮质完整，前侧张口。

Ⅲ型：骨折完全移位，远端明显重叠及内后移位并旋转。

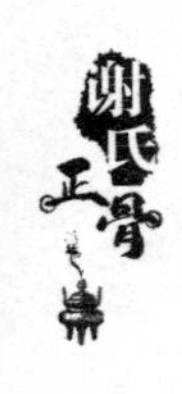

（二）按受伤机转和暴力之间关系分型

1. 伸直类型

伤肢肘部肿胀或靴形样畸形，髁上处压痛敏锐，肘关节伸屈功能受限，可合并神经、血管损伤。根据骨折远端向内或外方向的移位，又分桡偏型或尺偏型。

2. 屈曲类型

伤肢肿胀，髁上处压痛，功能受限，骨折远端向前上方移位。亦可发生内外移位和旋转移位而又分成尺偏型或桡偏型。

五、特色治疗

根据骨折后的时间，2 周以内为急性期，2～4 周为中期，4 周以后为后期。急性期骨折辨证为骨断筋伤、血瘀气滞，治以活血化瘀、消肿止痛，并早期手法复位、夹板外固定、尺骨鹰嘴骨牵引等。中后期骨折辨证为骨渐连、筋渐续，气血渐通，治以接骨续筋、强筋壮骨，配合功能锻炼促进伤肢肘关节功能恢复。

肱骨髁上骨折如不伴有神经、血管损伤，应争取早期手法复位配合小夹板外固定，最好在伤后 6 小时内完成；若受伤超过 24 小时，因肿胀明显，可考虑先简单外固定或尺骨鹰嘴骨牵引，待肿胀减退后，一般需延期 2 天后才能复位。超过半个月骨折移位明显者，则选择手术治疗。

（一）手法复位（以伸直型为例介绍）

1. 复位时机

伤后 6 小时内复位，愈早愈好，若超过 24 小时肿胀明显，需待肿胀高峰期过一周以后进行延期复位，伴有张力水疱剧烈肿胀者，需行尺骨鹰嘴牵引，一周左右再行复位。

2. 手法复位操作步骤

（1）体位：患儿由家长正抱坐位或仰卧位，肩关节外展约40°位。

（2）操作

第一步：甲助手双手握上臂上段，乙助手握前臂行中立位牵引，牵引3～5分钟，矫正重叠嵌插移位。

第二步：术者用双手拇指扣住肱骨远端内外髁，由矢状面内旋至冠状面，矫正旋转移位。

第三步：在甲乙助手持续牵引状态下，术者双拇指推远端内侧向外，余四指拉近端向内，远端助手桡偏前臂，术者及助手同心协力从而矫正尺移、尺偏，矫正侧方移位。

第四步：纠正尺移之后，在甲乙助手持续牵引状态下，术者双拇指推远端内侧向外，余四指拉近端向内，远端助手桡偏前臂，术者及助手同心协力从而矫正尺移、尺偏，矫正前后移位。

3. 注意事项

（1）操作准确。

（2）拔伸牵引要充分，远近两端要配合，切忌造成旋转。

（3）屈肘时切忌过度向前提拉，以免造成前移位。

屈曲型骨折复位方法，除矫正前后移位与伸直型的手法，着力点方向相反外，其余手法同伸直型。

（二）固定

不管是手法复位后或骨牵引复位后，都还需小夹板固定。

固定体位：伸直型骨折宜屈肘90°～110°，屈肘角度是随肿胀消退后而逐渐减小，屈曲型宜半屈肘于40°～60°位固定。尺偏型骨折，多数人认为前臂旋前固定可减少肘内翻的发生，

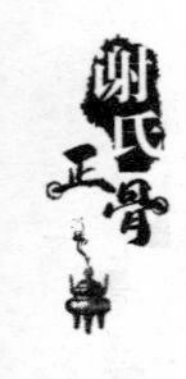

桡偏型骨折固定于旋后位。按骨折移位方向，准确加压垫，伸直尺偏型，在肘后、内侧远端放梯形垫，外侧近端放塔形垫；均衡置放四块夹板后用三条束带捆扎。肘关节后侧放一长铁丝托板包扎固定。桡偏型相反。

（三）尺骨鹰嘴牵引

1. 适用肿胀明显，不易及时复位者，或不稳定的肱骨髁上骨折等。

2. 尺骨鹰嘴牵引操作

（1）体位：仰卧位，肩外展80°~90°，屈肘90°，前臂旋前位。

（2）定位：尺骨鹰嘴尖下2~3 cm、尺骨嵴内侧1~1.5 cm处为进针点。

（3）消毒、麻醉。

（4）进针：上述进针点，由内向外侧进针，克氏针垂直尺骨纵轴。

（5）安装牵引弓，要求内外侧间距对等，最后用75%酒精敷料掩盖针眼。

3. 将上肢骨牵引

牵引复位固定器置放于床旁，将患肢外展90°，摆好体位，牵引绳通过远端牵引支架上滑轮，挂上砝码，重量1~2.5 kg。

4. 牵引注意事项

（1）行骨牵引时，应严格消毒，术后应保持牵引针眼处清洁干燥，若针眼周围皮肤发红，应及时更换，防止针道感染。

（2）操作时，随时查问手指末端的感觉及活动情况，如有小指发麻时，控制进针角度，注意勿损伤尺神经。

（3）牵引3天内，须使骨折复位，3天拍床旁片复查一次，了解骨位，减轻维持牵引重量1～1.5 kg，防止过度牵引。

（4）经常检查牵引效果，牵引力线、方向、角度是否正确。

（5）牵引时间不宜超过3周。

（四）内治

1. 骨折初期药物治疗（损伤2周以内）

骨折初期伤肢肿胀、疼痛明显，舌质红、苔薄白，脉弦、数，辨证为骨断筋伤、血瘀气滞，治以活血化瘀、消肿止痛。

方用谢氏伤科四物汤口服（1～6岁一次50 ml，7～9岁一次100 ml，10岁以上一次150 ml，均一日3次）。

【谢氏伤科四物汤】

组成：红花10 g，桃仁10 g，延胡索10 g，赤芍10 g，丹皮10 g，生地10 g，川芎10 g，当归10 g，茯苓10 g，猪苓10 g。

功用：活血凉血、消肿止痛。

主治：损伤出血、肿胀疼痛。

2. 骨折中期药物治疗（损伤2～4周）

骨折中期伤肢肿胀、疼痛减轻，局部软组织粘连，舌质淡红、苔薄白，脉弦，辨证为断骨初连，血瘀未尽，应治以接骨续筋、活血通络。

【双龙接骨丸】

组成：白地龙、脆蛇、土鳖虫、自然铜、龙骨、血竭、苏木、续断、白芍、没药、牛膝、木香、酒大黄。

功用：生血活血、宁心安神。

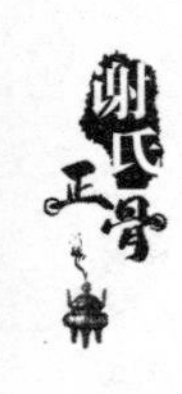

（五）理疗

1. 早期行伤肢肩、前臂新伤中药塌渍疗法，每日一次以活血化瘀、消肿止痛；中后期改为旧伤药中药塌渍疗法，每日一次以通经活络、防治粘连。

2. 伤肢肩、前臂动态负压干扰电治疗，每日一次，以锻炼肌肉、松解粘连。

伤肢肩、前臂温灸器灸法导入，每日一次，以促进局部血液循环。

伤肢冰敷，每日一次，以止血、镇痛。

伤肢上臂、前臂激光针，一日一次，消炎止痛。

伤肢上臂、前臂蜡疗，一日一次，改善循环，消肿。

3. 伤肢中药奄包疗法，伤后1月以后，骨位较稳定，可行伤肢中药奄包以活血散瘀、软坚散结。

（六）推拿疗法

1. 功能练习

伤后即可开始引导式功能练习，指导患者行手部的主动握拳练习，并在手指、手掌给予轻柔的抚摸或按压、推压消肿，以促进伤肢肿胀消退。骨折中期继续引导式功能练习，指导患儿加强手部主动握拳练习，逐渐配合伤肢前臂轻手法推拿以舒筋活络、改善局部血循环，并开始行伤肢肩、腕关节主动活动。骨折后期行伤肢推拿疗法，以伤肢肘部为中心，上下周围进行揉、捏等手法，各期按摩，均以轻揉“不痛”为宜，“疼痛”为忌，力量由轻到重，逐渐加力，禁止粗暴手法和过度的扳、拉患肢，并禁止在肱二头肌腱处做过多刺激。

2. 谢氏按摩手法

适用于骨折愈合松解外固定后，关节出现粘连。

（1）患者与术者相对而坐，术者一手握住患肢前臂，另一手的手掌在患肢上臂、肘及前臂做抚摸手法，以放松肌肉，来回约20次。

（2）术者一手继续握住患肢前臂，另一手以拇指与其余四指呈钳形握住患肢，从下到上做捏、揉捏手法。整个手法力量由轻到重，时间10分钟，并禁止在肘前部反复地做强刺激手法。

（3）术者一手握住患肢腕部，另一手托住患肢肘部后侧，前臂旋后，同时屈肘，待屈至一定程度后（以患者不痛为限），再伸肘。

（4）术者继续以上述姿势将患肘做被动屈曲练习，压迫的力量由轻到重，缓慢加力，以患者能承受为原则。持续20秒钟后再行牵拉，同样由轻到重，逐渐加力，将屈曲的肘关节慢慢牵拉，持续时间20秒钟，在牵拉的过程中还可在肘前做轻柔的抚摸，以帮助肌肉放松，减轻疼痛。休息片刻后可再次重复上述手法，共3~4次，但应禁止粗暴手法和过度的扳拉患肘。

六、特色护理（辨证施护）

1. 心理护理

患者因间接或直接暴力致骨断筋伤、气滞血瘀，以患肢疼痛、肿胀、畸形为临床表现。受伤后到医院因疼痛而出现惧怕、恐慌、烦躁等心理反应，护士首先应耐心地给予患者鼓励，通过爱抚给予安全感，取得患儿的配合和信赖。

2. 生活护理

患者生活不能自理，应协助家长帮助患者洗漱、饮食、排

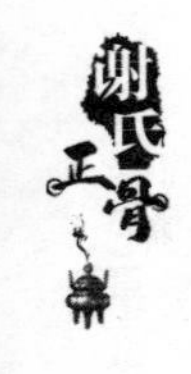

便等，主动关心患者，了解他们的困难，及时给予帮助。在饮食方面，要帮助患者家长选择高热量、高蛋白、禁辛辣生冷的食物，同时督促患者摄入足够的新鲜蔬菜和水果以及适量的水，以保证创伤修复的需要。指导患者进行全身各关节、肌肉合理的运动，以起到理气活血、舒筋活络、强壮筋骨及预防压疮的作用。

3. 牵引护理

（1）向患者及家长说明牵引的目的、注意事项，使患者及家长主动配合。

（2）根据病情需要，帮助患者摆好体位，分散注意力，减轻患者紧张心理，协同医师做好尺骨鹰嘴牵引术。

（3）凡新上牵引的患者，要做好交接班，倾听患者主诉，观察患肢血液循环、肢体感觉及活动情况，发现异常，报告医师，及时处理。

（4）保证牵引效能，注意观察以下事项，做好护理记录：

（5）牵引的砝码要悬空，不可着地或靠在床架上，不可随意增减牵引重量。

（6）嘱患者不要擅自改变体位，保持牵引所需的体位和力线。

（7）牵引绳应滑动自如，被物不可压在牵引绳上，以免影响牵引力线方向及牵引力量大小。

（8）保持尺骨鹰嘴牵引处针眼的干燥，隔日行牵引针孔敷料更换，预防感染。注意观察钢针有无松动、滑脱、皮肤有无拉豁，如发现牵引针向一侧偏移时，及时报告医师处理。去除牵引后，应注意预防患者出现头晕、恶心、呕吐、跌倒等体位性贫血症状。

第二节 桡骨远端骨折

桡骨远端骨折是临床上最常见的骨折之一，约占全身骨折的10%。桡骨远端骨折是指桡骨远端关节面以上 3 cm 内的桡骨骨折，多发生于青壮年及老年人，女性多于男性。发生于儿童者，多为桡骨下端骨骺分离滑脱，或干骺端骨折并骨骺分离滑脱。发生在此部位的骨折由于受伤时手着地的角度不同，以及骨折是否波及关节面，可以引起不同类型的骨折。

一、病因病机

科雷骨折多由间接暴力即传达暴力引起。常见于患者跌倒时，肘部伸展，前臂旋前，腕背伸位手掌着地，应力作用于桡骨远端松质骨而发生骨折。在桡骨远端骨折的同时，可将尺骨茎突撕脱骨折。此外，桡骨远端骨折的发生与暴力的方向密切相关，暴力轻时，骨折端嵌插而无明显移位。如暴力大时，远端骨折端在背侧移位的同时也向桡侧移位，且可合并尺骨茎突骨折及部分脱位，使背尺侧隆起，手部呈锅铲状畸形。合并尺骨茎突骨折时，下尺桡关节的三角纤维软骨盘随骨折片向桡、背侧移位，甚至撕裂。遭受直接暴力时，骨折常呈粉碎性，骨折线可累及关节面，造成腕关节正常解剖关系发生紊乱。

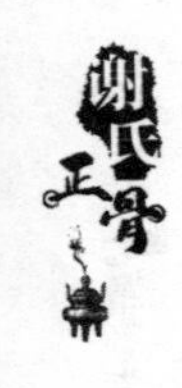

二、临床表现

外伤后腕部肿胀、疼痛，损伤严重者可有瘀血斑和水疱。腕部不敢活动，手指半屈曲休息位。桡骨下端压痛明显，有叩击痛。握拳时疼痛剧烈，且感手指无力，为减轻疼痛，患者常用健侧手托扶患肢。骨折块移位明显时，腕背侧高突，掌侧隆起，可触及骨擦音及异常活动，并可出现典型的餐叉状或枪刺状畸形。如近侧端压迫正中神经，可出现手指麻木等功能障碍表现。

三、诊断

1. 中医诊断标准

（1）有外伤史，多为间接暴力所致。

（2）伤后腕关节周围肿胀、疼痛，前臂下端畸形，压痛明显，腕臂活动功能障碍。

（3）X线片检查可明确诊断。

2. 西医诊断标准

（1）有跌倒用手掌撑地的病史；或有腕关节掌屈着地而受伤病史。

（2）伤后有腕部肿胀，并出现“餐叉”畸形；也可由于骨折远端向掌侧及尺侧移位，腕关节畸形不显著。

（3）伸直型X线片上具有三大特征：①骨折远端向背侧及桡侧移位；②桡骨远端关节面改向背侧倾斜，向尺侧倾斜的角度也消失；③桡骨长度短缩，桡骨茎突与尺骨茎突处于同一平面。屈曲型桡骨骨折远端向掌侧移位。

四、临床分型及分期

（一）分型

1. 无移位型

骨折无移位，或可为轻度嵌入骨折，腕关节轻度肿胀，无明显畸形，折端有环行压痛，纵轴挤压痛，前臂旋转功能障碍。

2. 伸直型

远端向背侧移位，前臂下端呈“餐叉样”畸形，腕背侧可扪及骨折远端骨突。

3. 屈曲型

远折端向掌侧移位，可伴下尺桡关节脱位，腕关节掌侧可扪及骨折远端骨突，畸形与伸直型相反。

4. 半脱位型

桡骨远端背侧或掌侧缘骨折，可合并腕关节半脱位，腕关节肿胀，畸形呈半脱位，腕横径增宽。

5. 巴通骨折

影响关节的骨折中，桡骨关节面背侧边缘骨折称为背侧巴通，桡骨关节面掌侧边缘骨折称为掌侧巴通骨折。

（二）分期

根据病程，可分为早期、中期、晚期三期。

早期：伤后 2 周内，可进行手法整复治疗，但初期常肿胀严重，可伴有张力性水疱。

中期：伤后 2 ~ 4 周，肿胀逐步消退，有明显骨痂生长，骨折断端相对稳定，此时手法复位困难，如需要再次复位，应在麻醉下行折骨复位。

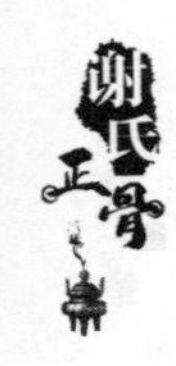

晚期：伤后4周以上。骨折断端成熟骨痂形成，逐步塑形改造，已相当稳定。此时无法手法复位、调整，如有影响功能的严重畸形，需手术治疗。

五、治疗方案

（一）手法整复、夹板外固定治疗

一般首先拔伸牵引，解除短缩畸形，恢复骨端长度。再行端提按压手法整复成角或侧方移位。折顶时应根据骨折端移位及成角的大小，适度灵活运用。根据外固定材料、整复手法差异，参考治疗方法简述如下：

1. 伸直型桡骨远端骨折

整复方法：患者取坐位，肩外展，肘屈曲，前臂旋前位，两助手分别握持前臂上段及近折端尺侧对抗牵引3～5分钟以矫正折端重叠，解除嵌插。术者分别于远折端及近折端尺侧对向推挤，同时助手牵拉手腕尺偏，以纠正远端桡移及恢复腕部尺倾角。接着术者两拇指按住远折端背侧，余四指环抱近折端掌侧，用提按手法按远端向掌侧，提近折端向背侧，助手同时在牵引下屈腕，矫正远折端的背侧移位及掌侧成角，并恢复其正常之掌倾角。然后，用拇指推尺骨头还位，两掌根部合抱桡尺远侧关节，以恢复其正常。

整复完成后，在维持骨位下牵拉各手指和适当伸屈腕关节，使腕、手部伸、屈肌腱及血管归位。在牵引维持下用绷带包裹3层，在远折端桡背侧放一长垫，近折端掌侧放一平垫，然后用桡骨小夹板固定，其中背侧板及桡侧板需超过腕关节1 cm，以保持腕略掌屈、尺偏位，然后用中立板固定前臂于中立位，前臂吊带悬吊胸前，术毕。密切观察患肢远端血液循环及感觉。

2. 屈曲型桡骨远端骨折

整复方法：患者取坐位，患肘伸直，前臂旋后，掌心向上。术者一手握住患肢的拇指，另一手握住其余四指，助手握住患者肘部，行对抗拔伸充分牵引。然后术者左手握住患肢前臂，右手示指顶住骨折近端，拇指将骨折远端桡侧向尺侧按压，纠正桡侧移位。最后术者双手示指顶住骨折近端，双拇指将桡骨远端大力向背侧按压，以纠正掌侧移位。

固定方法：基本同伸直型骨折固定法，不同点在背、掌侧夹板位置互换，远端掌侧、桡侧块达掌指关节，尺侧、背侧块平腕横纹，手掌部放置棉垫后包扎固定，使腕背伸15°~30°。

3. 半脱位型桡骨远端骨折

整复方法：①背侧半脱位，助手握住肘部，术者握住腕部拔伸充分牵引后，术者一手维持牵引，一手用掌部环握患者腕部近端，用拇指将远端骨折块及脱位部向掌侧推挤复位，牵引下徐徐将腕关节掌屈，使伸肌腱紧张，防止复位的骨折片移位。②掌侧半脱位，手法与背侧半脱位相反。

固定方法：背侧半脱位同伸直型桡骨远端骨折，掌侧半脱位同屈曲型桡骨远端骨折。固定时间均为4~6周。

4. 无移位型桡骨远端骨折

无须手法复位，只需将前臂进行杉树皮夹板固定，患肢屈肘90°前臂旋后位固定。夹板制作与固定同伸直型骨折，固定时间3~4周。

（二）手术治疗

1. 适应证

桡骨远端关节内骨折，关节面塌陷大于2 mm，或伴有关

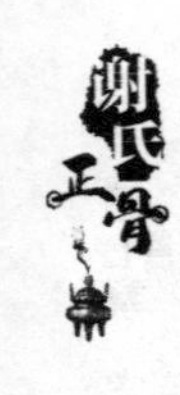

节面压缩塌陷无法通过手法复位者；手法整复失败或复位后稳定性极差，桡骨长度、桡倾角、掌倾角等持续丢失者；陈旧性骨折伴有严重畸形，影响功能者；桡骨下端开放性骨折、伴有血管、神经损伤者可考虑手术治疗。

2. 操作方法

臂丛麻醉，手术切口视骨折的类型，可采取掌侧或背侧入路及联合入路。采用闭合手法复位结合克氏针撬拨复位固定，取1~2根直径为2~2.5 mm克氏针从桡骨远端拇长伸肌腱与拇短伸肌腱之间或拇长伸肌腱与第2指伸肌腱之间经皮进针，进针时与桡骨长轴成约40°角，通过骨折线，进入近折端骨髓腔或骨皮质。经C型臂X线机正侧位透视复位固定满意，折弯针尾，埋入皮下，敷料加压包扎。采用有限切开、有限内固定方法治疗，术后采用夹板或石膏外固定。严重的粉碎性骨折也可采用手法整复结合外固定支架、克氏针有限内固定治疗。有适应证者，亦可采用切开复位钢板螺丝钉内固定术，如骨缺损严重时可植骨（自体骨、可吸收人工骨等）治疗。

（三）药物治疗

1. 外治

外敷膏剂等，也可采用熏、洗、灸等方法。早期可用活血化瘀、消肿止痛制剂，如新伤药等；中、晚期宜用温经通络、化瘀止痛、续筋接骨之剂，如奄包外用等。也可采用中药汤剂熏洗局部，以舒筋通络，如用川芎行气洗剂、海桐皮汤、舒筋活络洗剂、四肢损伤洗方等。有严重张力性水疱和使用伤膏后过敏者应避免使用。

2. 内服

根据骨折三期辨证施治。

(1) 骨折初期

治法：活血化瘀、消肿止痛。

方药：予以伤科四物汤为主方加减活血化瘀、消肿止痛。桃仁、红花行气活血为君；三七、当归、川芎活血化瘀为臣，三七既活血亦生血，当归活血效佳，兼以行气，川芎为血中气药；佐以柴胡、桔梗、木香、郁金、枳壳行气活血，生地养阴、养血，三棱、莪术破血行气，泽兰、益母草利水消肿；牛膝引血下行，甘草调和诸药，为使。全方共奏行气活血、化瘀止痛的功效。

具体处方如下：

桃仁 12 g，红花 12 g，生地 15 g，当归 15 g，酒川芎12 g，木香 10 g，郁金 10 g，醋柴胡 12 g，赤芍 12 g，桔梗 12 g，炒枳壳 12 g，川牛膝 18 g，三七粉 6 g，三棱 10 g，莪术 10 g，益母草 15 g，泽兰 10 g，甘草 5 g。

水煎服，一日一剂，分 3 次服，每次 150 ml。

(2) 中晚期

治法：接骨续筋、活血通络。

方药：双龙接骨丸。

白地龙、脆蛇、土鳖虫、自然铜、龙骨、血竭、苏木、续断、白芍、没药、牛膝、木香、酒大黄。

(四) 康复治疗

1. 功能锻炼

(1) 早期治疗

方法：在复位固定后当天或手术处理后次日，开始做肱二头肌、肱三头肌等张收缩练习，防止肌腱粘连和肌萎缩。进行患肢未固定关节的活动，包括肩部悬挂位摆动练习和肘关节主

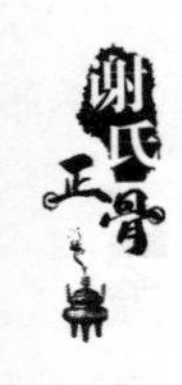

动屈伸练习。2 天后做手部关节主动运动，手指屈伸，并逐渐增加运动幅度及用力程度。做肘关节屈伸活动，角度由小到大，逐步加大活动范围。

（2）中期治疗

方法：①手指抓握锻炼及手指的灵活性锻炼。②适度进行前臂旋转功能练习，旋前 40°，旋后 30°左右，逐渐加大，同时行肘关节伸屈活动。

（3）晚期治疗

拆除外固定后，以关节松动术为主，每日 1 ~2 次。

桡腕关节松动：①牵拉与挤压，患者坐位，肢体放松，屈肘前臂旋前置于桌面，术者面对患者，一手固定其前臂远端，另一手握住腕关节的近排腕骨处，做纵向牵拉、挤压桡腕关节。②前后位滑动，患者前臂中立位，术者一手固定前臂远端，另手握住近排腕骨部位，轻牵引下，分别向掌背侧滑动近排腕骨。③桡尺侧方向滑动，患者前臂旋前位，术者一手固定桡骨远端另一手握住近排腕骨处，轻牵引下，分别向桡尺侧滑动桡腕关节。④旋前、旋后位滑动，术者一手固定前臂远端，另一手握近排腕骨处，分别将腕关节做旋前、旋后运动。

桡尺关节松动：①患者前臂旋后位，术者双手握住患者尺骨远端，拇指在掌侧，其余 4 指在背侧，术者尺侧手固定，桡侧拇指将桡骨折端向背侧推动。②患者前臂旋前位，术者拇指在背侧，其余 4 指在掌侧，桡侧用手固定，拇指将尺骨向掌侧推动。

腕间关节松动：前后位滑动，患者前臂中立位，一手握近端，一手握远端，往返推动。做上述运动后，嘱患者向各方向活动腕关节，每日 2 次，每次 30 ~60 分钟。注意在康复训练中，宜循序渐进，忌用暴力强扳，以免引起新的损伤。

2. 作业疗法

有目的地进行职业训练，目的是增强肌力、耐力、整体协调能力，比如握拳运动、持笔写字、钉钉操作、计算机键盘操作、搭积木、编织等。

3. 其他疗法

可辅以局部红外线、中波离子导入、通烙宝（外伤散）、消瘀通络熏条以及电脑骨伤愈合仪等理疗，促进深部瘀血吸收，使局部肿胀早日消退，为日后关节功能恢复创造条件，并大大减少日后关节的残留隐痛。

（五）并发症及防治

1. 压迫性溃疡

多由于夹板位置移动未及时调整、使用扎带过紧，或者加压垫放置位置不正确造成。骨折端手法复位后，折端出血进一步增加，加剧了局部软组织的肿胀，且在此过程中，由于受夹板内容量限制，未给予及时松解，而引起局部皮肤及骨突处出现压疮。一般经过及时更换敷料，保持局部清洁，不会出现严重后遗症。

2. 腕管综合征

主要是由于骨折复位不良、掌侧压垫放置不正确、固定过紧致正中神经受压引起。

3. 腕关节僵硬

患者惧怕疼痛，骨折固定后很少锻炼手指，腕关节。为防止关节僵硬，早期可使用消肿止痛、活血化瘀的中西药物加以预防。中晚期配合理疗并不断练习患腕活动可逐渐恢复。

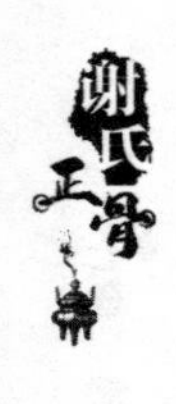

4. 骨质疏松

老年患者骨折后不仅局部需要锻炼，更应加强全身锻炼，使气血运行，瘀血消散，配合中药补肝益肾、强筋壮骨辨证治疗，促进骨折愈合和骨骼坚硬。

5. 创伤性关节炎

各种原因造成复位不良或复位后再移位未能及时纠正，可导致桡骨长度短缩 3 mm 以上，桡骨远端关节面不平整有 1 mm 以上台阶，晚期可出现腕关节创伤性关节炎。

6. Sudeck 骨萎缩

为反射性交感神经营养障碍、急性创伤后骨萎缩，其特点是肿痛、皮肤萎缩、骨的普遍疏松、脱钙，手部活动受限，可达数月之久，常常是骨折后患者未能积极主动活动所致。应加强早期功能锻炼。

第三节　颈椎病（项痹）

颈椎病（项痹）是临床常见病、多发病，中医认为因颈部的闪挫、劳损、寒湿侵袭等原因，使经气阻痹所致的疾病，临床中颈椎间盘或椎间关节退行性改变及其继发病理改变累及其周围组织结构（神经根、椎动脉、交感神经、脊髓等），进而出现相应的临床症状。

一、病因病机

（一）病因

1. 风寒湿邪外感

外感六淫侵袭筋骨关节，风寒湿邪闭阻颈络，导致颈椎骨关节疾患，致关节活动不利，颈背肩疼痛。

2. 慢性劳损

中医学认为“久视伤血、久卧伤气、久坐伤肉、久立伤骨、久行伤筋”，长期不良姿势劳作，或不良习惯而使颈部长时间用力造成伤筋。

3. 外力伤害

外界暴力致局部筋骨受损、气血经络不通。

4. 体质因素

先天禀赋不足、后天失养、筋骨结构异常等，承受外力的能力相应减弱，也就容易发生筋伤骨痛。

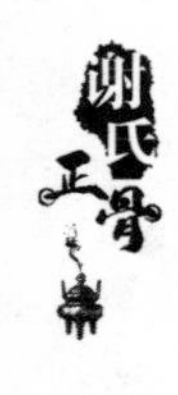

（二）病机

中医学认为，素体亏虚，加之颈部屡受戕伐，或复感风寒湿邪，或恣意膏粱厚味，或中年之后，肝肾渐次不足，气血鼓动乏力，寒湿、痰瘀闭阻于颈项肩背之经脉，可诱发颈椎病。发病时常表现为颈椎部位的筋出槽（筋位异常）、骨错缝，筋骨失和，气血瘀滞等。寒湿、痰瘀闭阻经络不通、不通则痛；肝肾气血不足，筋骨不荣，不荣则痛。

二、临床表现与分型

（一）临床表现

1. 颈型颈椎病

颈项强直、疼痛，可有整个肩背疼痛发僵，不能做点头、仰头及转头活动，呈斜颈姿势，需要转颈时躯干必须同时转动，也可出现头晕、咽痛、吞咽困难等症状，少数患者可出现反射性肩、臂、手疼痛胀麻，但咳嗽或打喷嚏时症状加重，急性期颈椎活动度绝对受限，颈椎各方向活动范围近于零度，颈椎旁肌，颈 1 ~ 颈 7 椎旁或胸锁乳突肌、冈上肌、冈下肌有压痛。

2. 神经根型颈椎病

早期可出现颈痛或颈部发僵，主要症状是上肢放射性疼痛、麻木。有的患侧上肢感觉沉重，握力减退，有时出现持物坠落。可有血管运动神经症状如手部肿胀，晚期可出现肌肉萎缩如三角肌、骨间肌。

3. 椎动脉型颈椎病

发作性眩晕、昏迷，有时伴恶心呕吐、耳鸣或听力下降、视物不清，这些症状与颈部位置改变有关，下肢突然无力猝倒，但意识清醒。

4. 交感型颈椎病

枕部疼痛、头沉、头昏、头痛、肢凉、眼胀、眼涩、眼干、眼痛、眼球突出、面部麻木、流眼泪、眼部异物感、耳胀、耳闷、耳塞感、眼花、重影及飞蛾症、健忘、失眠多梦、记忆力减退、注意力不集中、舌麻、多涎、舌体僵硬、口干、心慌、心律不齐、心率过快、血压升高或下降、恶心呕吐、胃胀不适、失声、声哑、多汗、少汗、尿频、头颈面部烧灼感等。

5. 脊髓型颈椎病

四肢一侧或双侧上肢或下肢麻木、无力、沉重感，上肢不能完成精细动作，下肢出现步态不稳、行走困难，有踩棉花感，严重者双下肢呈痉挛性瘫痪，卧床不起，生活不能自理；感觉异常：躯干部出现“束带感”，下肢可有烧灼感、冰凉感；部分患者出现膀胱和直肠功能障碍。

（二）分型

1. 风寒痹阻证

颈、肩、上肢麻木，以痛为主，头有沉重感，颈部僵硬，活动不利，恶寒畏风。舌淡红，苔薄白，脉弦紧。

2. 血瘀气滞证

颈肩部、上肢刺痛，痛处固定，伴有肢体麻木。舌质暗，脉弦。

3. 痰湿阻络证

头晕目眩、头重如裹、四肢麻木、纳呆。舌质红，苔厚腻，脉弦滑。

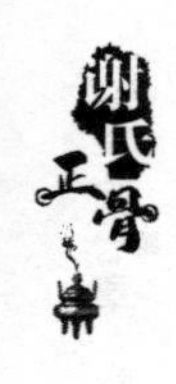

4. 肝肾不足证

眩晕头痛、耳鸣耳聋、失眠多梦、肢体麻木、面红目赤。舌红少苔，脉弦。

5. 气血亏虚证

头晕目眩、面色苍白、心悸气短、四肢麻木、倦怠乏力。舌淡苔少，脉细弱。

三、诊断要点

项痹病诊断主要依靠患者的临床症状、体征、辅助检查。其要点如下：

1. 症状

项痹病的临床症状较为复杂。主要有颈背疼痛、上肢无力、手指发麻、下肢乏力、行走困难、头晕、恶心、呕吐、意识模糊、心动过速及吞咽困难等。

2. 体征

局部压痛明显。前屈后伸及左右旋转活动可见受限或疼痛。根据分型不同可出现不同临床试验阳性（如前屈旋颈试验、椎间孔挤压试验、臂丛神经牵拉试验、上肢后伸试验等）。

3. 辅助检查

颈椎 X 线检查正位片可见寰枢关节脱位、齿状突骨折或缺失，第 7 颈椎横突过长、颈肋、钩椎关节及椎间隙增宽或变窄；其侧位片可见颈椎曲度变直或反弓，可出现异常活动度，可见骨赘、椎体半脱位及椎间孔变小、项韧带钙化等；其斜位片可见椎间孔大小及钩椎关节骨质增生等情况；颈椎动力位片了解颈椎不稳情况。颈椎 CT 检查用于诊断后纵韧带骨化、椎管狭窄、椎体后缘骨质增生。颈椎 MRI 可见颈椎椎间盘退变及突出、骨质疏松、颈椎不稳情况等。60 岁以上患者可测量骨质密度了解骨质疏松的程度。

四、鉴别诊断

1. 颈型颈椎病常与落枕、急性颈部软组织损伤、颈椎化脓性脊髓炎、颈椎肿瘤、颈椎结核、自发性寰枢椎关节脱位、颈椎类风湿关节炎、强直性脊柱炎等鉴别。

2. 神经根型颈椎病常与胸廓出口综合征、腕管综合征、旋前圆肌综合征、风湿性多肌痛、周围神经痛、肺尖肿瘤综合征、颅底凹陷症、多发性肌炎、脊髓性肌萎缩、神经痛性肌萎缩、脊髓空洞症、肌萎缩性侧索硬化等鉴别。

3. 椎动脉型颈椎病常与梅尼埃综合征、高黏血症、脑动脉硬化、脑萎缩、良性阵发性位置性眩晕、锁骨下动脉盗血综合征、延髓背外侧综合征等鉴别。

4. 交感性颈椎病常与神经官能症、焦虑症及更年期综合征等鉴别。

五、特色治疗

1. 中药辨证内服

（1）风寒痹阻证：祛风散寒、祛湿通络。推荐方药：羌活胜湿汤加减。羌活、独活、藁本、防风、炙甘草、川芎、蔓荆子等。

（2）血瘀气滞证：行气活血、通络止痛。推荐方药：桃红四物汤加减。熟地、当归、白芍、川芎、桃仁、红花等。

（3）痰湿阻络证：祛湿化痰、通络止痛。推荐方药：半

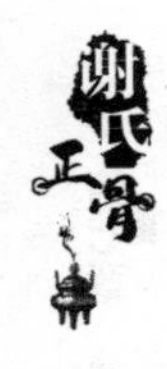

夏白术天麻汤加减。白术、天麻、茯苓、橘红、半夏、甘草等。

（4）肝肾亏虚证：补益肝肾、通络止痛。推荐方药：肾气丸加减。熟地、怀山药、山茱萸、丹皮、茯苓、泽泻、桂枝、附子（先煎）等。

（5）气血亏虚证：益气温经、和血通络。推荐方药：黄芪桂枝五物汤加减。黄芪、芍药、桂枝、生姜、大枣等。

2. 推拿整脊治疗

疏筋活络、减轻疼痛、缓解肌肉紧张及痉挛，通过手法牵引增大椎间隙和椎间孔，整复滑膜嵌顿和小关节半脱位，改善关节活动范围及松解粘连。

3. 针灸疗法

针刺法：局部取穴为主，远部取穴为辅，可选用运动针、平衡针、腹针、头针、手针、火针、内热针、刃针等特色针刺疗法。

灸法：直接灸、艾条灸、热敏灸、雷火灸等。

4. 针刀（九圆针）治疗

方法：血常规、肝肾功、出凝血时间、血糖、D－二聚体检查无异常，无禁忌证。在中医特色治疗室，取埋头俯卧位，额前垫枕，定点消毒铺巾，针刀纵行疏通、横向剥离横突周围筋膜及椎间外孔及小关节周围筋膜，针刀松解后出针，无菌敷料敷盖创口，颈托护颈，嘱患者3天创口不沾水。

5. 外治

穴位注射、中药外敷及熏蒸治疗。

6. 其他

灸疗（大面积灸、灸盒灸）、奄包及药罐治疗。

六、预防保健

医疗体育保健操的锻炼，避免长期低头姿势，避免颈部外伤，避免风寒、潮湿，重视青少年颈椎健康。

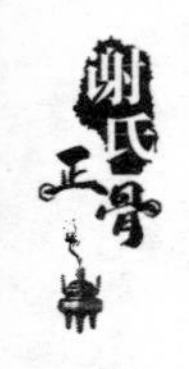

第四节　肩关节周围炎（肩凝症）

肩关节周围炎（肩凝症），俗称五十肩。以肩部逐渐产生疼痛，夜间为甚，逐渐加重，肩关节活动功能受限而且日益加重，达到某种程度后逐渐缓解，直至最后完全复原为主要表现的肩关节囊及其周围韧带、肌腱和滑囊的慢性特异性炎症。肩关节可有广泛压痛，并向颈部及肘部放射，还可出现不同程度的三角肌的萎缩。肩周炎是以肩关节疼痛和活动不便为主要症状的常见病症。本病的好发年龄在50岁左右，女性发病率略高于男性，多见于体力劳动者。如得不到有效的治疗，有可能严重影响肩关节的功能活动。

一、病因病机

（一）病因

1. 正气不足，精血亏损，素体虚弱，腠理不密，卫外不固，风寒湿热之邪乘虚侵袭，使肌肉、关节、经络、经筋痹阻所致。

2. 饮食不调，恣食生冷，痰浊内生，阻滞经脉。

3. 七情郁结，气滞血瘀，阻滞经脉。

4. 肩部外伤，局部气血瘀滞，失于荣养，营卫不合，易感受风寒湿热外邪侵袭，发为肩部痹病。

（二）病机

风寒湿热外邪侵入人体，闭阻经络，气血运行不畅，不通则痛，加之正气不足，精血亏虚，不荣则痛这是肩凝症发病的病机。风寒湿痹、风湿热痹阻，一般发病较急，以肩关节、肌肉、筋骨疼痛、活动受限等为发病特点。病位在肩部肌肉、经络、关节，与肝、脾、肾关系密切。肩周炎发病约在50岁，该病虚、邪、痰瘀并见。初、中期以风寒湿热和痰浊血瘀为主，后期则气阴虚、肝肾虚与瘀血痰湿胶着在一起，虚实相间，以虚证为主。

二、临床分期及临床表现

肩周炎的临床分期分为三个阶段：急性疼痛期、粘连冻结期和缓解恢复期。

（一）急性疼痛期

在急性疼痛期，肩关节周围疼痛为临床上的主要表现症状。多数患者起病缓慢，从初起的微有疼痛逐渐发展为持续疼痛，上举、外展、后伸、肩部旋转时疼痛加剧，夜间尤为疼痛，不能向患侧卧，影响睡眠。肩部剧烈疼痛同时伴有肌肉痉挛并开始影响肩关节活动。肩部检查时肩峰下滑囊、冈上肌、喙肱韧带、肱骨大结节、肱二头肌腱等处均有压痛。疼痛期持续2~9个月。

（二）粘连冻结期

粘连冻结期又称粘连僵硬期，这一时期的肩关节活动严重受限，肩部僵硬，部分患者肩部三角肌肉萎缩，甚至不能工作，生活不能自理。粘连冻结期持续时间为4~12个月。

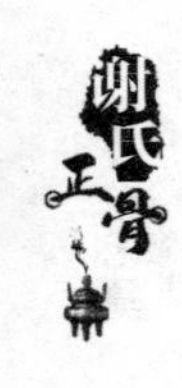

（三）缓解恢复期

缓解恢复期又称解冻期。这一时期疼痛逐渐减弱，肩关节活动渐渐恢复正常。恢复期持续6～9个月。

三、诊断要点

肩周炎的诊断主要依靠患者的主诉、病史、临床症状和体征。其要点如下：

1. 中老年人，特别是50岁左右者，常为单侧发病，有时也可两侧同时发生。

2. 发病因素有肩部或上肢的外伤、慢性劳损、代谢障碍、内分泌紊乱、邻近部位的外科手术、姿势失调、受寒或缺少运动等。

3. 主要的临床表现为肩部疼痛，疼痛一般为持续性，并以夜间和肩关节活动时为重。疼痛的性质含糊而不明确，肩周炎晚期疼痛症状可有所缓解。

4. 主要的体征是触诊肩部可有一至数个较为明确的压痛点。常见的部位为患肩的三角肌滑囊、肩峰下滑囊等处。

5. 进行肩关节活动范围检查，可见肩关节各方向功能活动均有不同程度的受限，以外展、上举、外旋、内旋运动受限最为严重。疼痛期的被动运动检查，由于患者疼痛、肌肉痉挛所致的活动受限，冻结期的被动运动检查有一特征性的体征，即在被动运动检查终末，检查者有类似皮革状坚硬的抵抗感觉（终末感觉）。在进行肩关节活动范围检查时，还应考虑到患者年龄、性别、病程、病情的严重程度等影响因素，以便更好地对患者的肩关节活动给予准确评价。

6. 日常生活活动试验表明，患侧上肢梳头、穿衣、插手摸兜、摸背等日常活动明显受限。

7. 晚期由于疼痛和失用性萎缩，肩部肌肉可出现萎缩，以三角肌最为明显。表现为肩外侧丰满的外观消失，肩峰突起。徒手肌力检查可发现患侧肩关节屈曲、后伸、外展等运动肌力有不同程度的降低。

8. X线摄片检查多为阴性，病程较久者可显示骨质疏松、韧带或滑囊钙化点等退行性改变现象，以此可与其他肩关节骨性疾患进行鉴别。

9. 肩关节造影检查时，可在注入造影剂时感到阻力，造影剂的用量明显减少，关节腔容积明显变小，下缘呈锯齿状，肩胛下隐窝可减小或消失。肩关节造影为一有创性检查，因此它并非是肩周炎诊断的必需方法。

四、特色治疗

（一）辨证选择口服中药汤剂

1. 风寒侵袭型

患者病程较短，肩部疼痛较轻，仅局限于肩部，多数患者为钝痛或隐痛，或有肢体麻木感，不影响上肢活动，局部发凉，得暖或抚摩则痛减。舌苔白，脉浮或紧，多为肩周炎早期。

治法：祛风散寒、通络止痛。

方药：蠲痹汤加减。海风藤 15 g，羌活、独活、桂枝、秦艽、桑枝、当归、川芎、木香、乳香各 10 g，甘草 6 g。

寒胜者加制川乌、细辛；风胜者，重用羌活，再加防风。

2. 寒湿凝滞型

患者肩部疼痛常向远端放射，昼轻夜甚，病程较长，因病

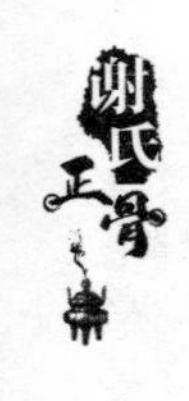

而不能举肩，肩部感寒冷、麻木、沉重、畏寒得暖稍减。舌淡胖，苔白腻，脉弦滑。

治法：散寒除湿、化瘀通络。

方药：乌头汤加减。麻黄 10 g，制川乌 12 g（先煎），白芍 15 g，黄芪 30 g，全蝎 12 g，羌活 12 g，细辛 6 g。

3. 瘀血阻络型

多见于外伤后或久病后出现肩痛，痛有定处，局部疼痛剧烈，呈针刺样，拒按，活动受限。或局部肿胀，皮色紫暗。舌质紫暗，脉弦涩。

治法：活血化瘀、通络止痛。

方药：活络效灵丹合桃红四物汤加减。当归、丹参、乳香、没药、鸡血藤各 15 g，桃仁、红花、熟地、川芎、桂枝、白芍各 10 g，桑枝 20 g。

（二）针灸疗法

1. 粘连前期

主穴：肩前、肩髎、肩髃、臑俞、外关、合谷。

配穴：若风寒重可用风门、风池；若湿重，可加用曲池、阴陵泉或采用平衡针疗法；若有瘀滞可加用肩贞、阳陵泉、条口。

（1）经皮穴位电刺激：选用韩氏经皮神经刺激仪。采用两对电极（带有直径为 3 cm 的不干胶电极板）分别粘贴连接患侧肩部二穴（肩前与肩髎或肩髃与臑俞，隔次交替使用），和合谷、外关二穴，刺激参数为：连续波、高频（100 Hz）刺激 10 分钟后转为低频（2 Hz）刺激 30 分钟，强度 10 ± 2 mA（合谷、外关刺激强度可适当降低）。隔日治疗，10 次为一个疗程。

（2）电针刺激：选用韩氏经皮刺激仪。施泻法或平补平泻，得气后肩前、肩髎（或肩髃、臑俞），两组穴交替使用电针刺激，合谷、外关穴分别接电针，刺激参数为疏密波（2 Hz/100 Hz）、强度5±2 mA（合谷、外关穴刺激强度可适当降低），留针至30分钟。

（3）温针灸：在肩前、肩髎、肩髃、臑俞等局部穴位针刺得气后，选用2～3个穴位实施温针灸，连续施灸2～3壮（每壮3 g艾绒）；合谷、外关穴采用毫针刺激，用泻法、留针30～45分钟。

2. 粘连期

主穴：肩前、肩髎、肩髃、臑俞、外关、合谷。

配穴：若有瘀滞可加用肩贞、阳陵泉、条口，气血虚加足三里、气海、血海。

（1）温针灸：取肩髃穴多方向透刺（向肩髎、向肩前、向臂臑穴方向），在肩前、肩髎、肩髃、臑俞穴局部腧穴针刺得气后，选用2～3个穴位实施温针灸。连续施灸2～3壮（每壮3 g艾绒）；合谷、外关穴采用毫针刺激，用泻法、留针30～45分钟。

（2）经皮穴位电刺激：选用韩氏经皮神经刺激仪。采用两结电极（带有直径为3 cm的不干电极板）分别粘贴连接患侧肩部二穴（肩前与肩髎或肩髃与臑俞，隔次交替使用），和合谷、外关二穴，刺激参数为：连续波、高频（100 Hz）刺激10分钟后转为低频（2 Hz）刺激30分钟，强度10±2 mA（合谷、外关穴刺激强度可适当降低）。

（3）电针刺激：选用韩氏经皮神经刺激仪。施泻法或平补平泻，得气后肩前、肩髎（或肩髃、臑俞）两组穴位交替

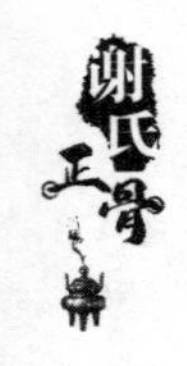

使用电针刺激，合谷、外关分别接电针，刺激参数为疏密波(2 Hz/100 Hz)、强度5±2 mA（合谷、外关刺激强度可适当降低)，留针至30分钟。

（三）其他疗法

1. 推拿治疗

以理筋通络为主，如滚法、拿法等及肩周炎松解术。

2. 静脉麻醉下行肩关节传统手法松解术治疗

待麻醉充分后，患者取仰卧位，一助手固定患者肩关节肩胛骨，术者双手牵拉患肢行肩关节外展上举松解至180°；患者取仰卧位，一助手固定患者躯干，术者双手牵拉患肢行肩关节外展上举、前屈松解术；患者取坐位，术者一手固定肩关节，一手牵拉患肢行肩关节内收松解术及向前向后旋转进行肩关节松解术；取扶椅坐位，常规消毒铺巾，用5号穿刺针穿刺，从肩峰下进入关节腔后，回抽无回血，再缓慢注入玻璃酸钠针剂，灌注完毕，用创可贴覆盖针孔，患者返回病房去枕平卧，行患肩特殊物理降温治疗，同时观察患者情况。

3. 奄包

通过奄包热蒸汽驱寒除湿、驱除肌痹，又可以通过蒸汽促进奄包内中药离子渗透到患者病痛所在部位，更好的疏通经络、消炎止痛。

4. 其他物理治疗

TDP照射或红外线照射、超激光治疗、低周波治疗、立体动态干扰电治疗和磁热疗法等。

第五节 肱骨外上髁炎（臂痹）

肱骨外上髁炎（臂痹），又名肘外侧疼痛综合征，俗称网球肘。以肘关节外侧疼痛，用力握拳及前臂作旋前伸肘动作（如拧毛巾、扫地等）时可加重，局部压痛，而外观无异常为主要临床表现。肱骨外上髁炎属中医学中伤筋、肘痛、臂痹等范畴。

一、病因病机

（一）病因

1. 正气不足，精血亏损，素体虚弱，腠理不密，卫外不固，风寒湿热之邪乘虚侵袭，使肌肉、关节、经络、经筋痹阻所致。

2. 饮食不调，恣食生冷，痰浊内生，阻滞经脉。

3. 七情郁结，气滞血瘀，阻滞经脉。

4. 肘部外伤，局部气血瘀滞，失于荣养，营卫不合，易感受风寒湿热外邪侵袭，发为肘部痹病。

（二）病机

风寒湿热外邪侵入人体，闭阻经络，气血运行不畅，不通则痛，加之正气不足，精血亏虚，不荣则痛这是臂痹发病的根本病机。风寒湿痹、风湿热痹阻，一般发病较急，以肘关节、肌肉、筋骨疼痛、活动受限等为发病特点。病位在肘部肌肉、

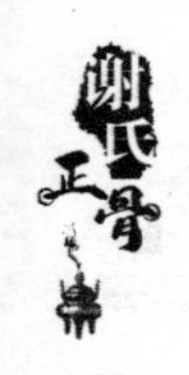

经络、关节，与肝、脾、肾关系密切。

二、临床表现及分型

（一）临床表现

以肘关节外侧酸胀痛，用力握拳及前臂做旋前伸肘动作（如拧毛巾、扫地等）时可加重，局部有多处压痛，而外观无异常。

（二）分型

1. 风寒阻络

肘部酸痛麻木，屈伸不利，遇寒加重，得温痛缓，舌苔薄白或白滑，脉弦或浮紧。

2. 湿热内蕴

肘外侧疼痛，有热感，局部压痛明显，活动后疼痛减轻，伴口渴不欲饮。舌苔黄腻，脉濡数。

3. 气血亏虚

起病时间较长，肘部酸痛反复发作，提物无力，肘外侧压痛，喜按喜揉，并见少气懒言，面色苍白。舌淡苔白，脉沉细。

4. 瘀血阻络

肘外侧疼痛日久，逐渐加重，拒按，活动后疼痛加重。舌暗或舌下瘀青，脉涩。

三、诊断要点

1. 本病起病缓慢，初起时在劳累后偶感肘外侧疼痛，延久逐渐加重，疼痛甚至可向上臂及前臂放散，影响肢体活动，但功能活动多不受限。做拧毛巾、扫地、端壶倒水等动作时疼痛加剧，前臂无力，甚至持物落地。

2. 肱骨外上髁以及肱桡关节间隙处有明显的压痛点，前臂伸肌张力试验阳性，前臂伸肌腱牵拉试验阳性，抬椅试验阳性。

3. X 线摄片检查多属阴性，偶见肱骨外上髁处骨质密度增高的钙化阴影或骨膜肥厚影像。

四、鉴别诊断

该病要注意与肱桡滑膜炎、神经根型颈椎病相鉴别。肱桡滑膜炎除局部压痛外，肘部旋前、旋后受限。前臂旋前引起剧烈疼痛，其疼痛点的位置比肱骨外上髁炎略高，压痛比肱骨外上髁炎为轻。局部可有肿胀和触痛，穿刺针吸可见有积液。神经根型颈椎病可表现上肢外侧疼痛，多为放射性痛，手及前臂有感觉障碍区。

五、特色治疗

（一）辨证选择口服中药汤剂

1. 风寒阻络证

患者肘部酸痛麻木，屈伸不利，遇寒加重，得温痛缓，舌苔薄白或白滑，脉弦紧或浮紧。

治法：祛风散寒、通络止痛。

方药：防风汤加减。防风 9 g，当归 9 g，赤茯苓 9 g，杏仁 6 g，黄芩 3 g，秦艽 9 g，葛根 9 g，麻黄 3 g，肉桂 9 g，生姜 3 片，甘草 6 g，大枣 3 枚。

2. 湿热内蕴证

患者肘外侧疼痛，有热感，局部压痛明显，活动后疼痛减

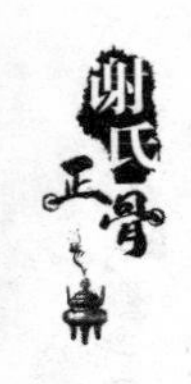

轻，伴口渴不欲饮。舌苔黄腻，脉濡数。

治法：清热化湿、通络止痛。

方药：四妙丸加减。苍术 12 g，黄柏 6 g，怀牛膝 9 g，薏苡仁 15 g。

3. 气血亏虚证

患者起病时间较长，肘部酸痛反复发作，提物无力，肘外侧压痛，喜按喜揉，并见少气懒言，面色苍白。舌淡苔白，脉沉细。

治则：益气血、补肝肾、止痹痛。

方药：独活寄生汤加减。独活 9 g，寄生 6 g，杜仲 6 g，牛膝 6 g，细辛 6 g，秦艽 6 g，茯苓 6 g，肉桂心 6 g，防风 6 g，川芎 6 g，人参 6 g，甘草 6 g，当归 6 g，芍药 6 g，干地黄 6 g。

4. 瘀血阻络证

患者肘外侧疼痛日久，逐渐加重，拒按，活动后疼痛加重。舌暗或舌下瘀青，脉涩。

治则：活血化瘀止痛。

方药：身痛逐瘀汤加减。秦艽 3 g，川芎 6 g，桃仁 9 g，红花 9 g，甘草 6 g，羌活 3 g，没药 6 g，当归 9 g，五灵脂 6 g，香附 3 g，牛膝 9 g，地龙 6 g。

（二）手法治疗

患者正坐，术者先用拇指在肱骨外上髁及前臂桡侧痛点处弹拨、分筋；然后术者一手由背侧握住腕部，另一手掌心顶托肘后部，拇指按压在肱桡关节处，握腕手使桡腕关节掌屈，并使肘关节做屈、伸交替的动作，同时另一手于肘关节由屈曲变伸在肘后部向前顶推，使肘关节过伸，肱桡关节间隙加大，如有粘连时，可撕开桡侧腕伸粘连。

（三）针刀（九圆针）治疗

方法：血常规、肝肾功、出凝血时间、血糖、D－二聚体检查无异常，无禁忌证。在中医特色治疗室，病人仰卧位位，前臂中立位、屈肘90°平放于治疗台上，常规消毒铺巾，定点准确进针，达肱骨外上髁或前下方，病人有酸胀感，可放射至前臂外侧甚至手指，注射镇痛剂，针刀刃平行于肌纤维刺入，先行纵行疏通剥离，再用切开剥离数次，刀下粘连组织有松解感即止，局部消毒，无菌敷料包扎。

（四）针灸治疗

以痛点及周围取穴，每日1次。或用梅花针叩刺患处，再加拔火罐，4天1次。

（五）外治

中药外敷及熏蒸治疗。

（六）其他

内热针、刃针、火针及穴位注射治疗。

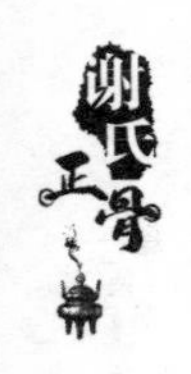

第六节　膝关节骨性关节炎（膝痹）

膝关节骨性关节炎（膝痹），又称退行性骨关节炎。是一种以关节软骨退行变性和丢失及关节边缘和软骨下骨质再生为特征的慢性、无菌性、进行性侵犯关节的炎症。膝关节骨性关节炎是一种多发于中老年人的常见病，随着我国老龄化趋势的加剧，其发病率逐年上升，严重地影响了中老年人的生活质量。如得不到有效的治疗，有可能严重影响膝关节的功能活动。

一、病因病机

膝关节骨性关节炎属于中医“痹证”及“劳损”“伤筋”等的范畴，外伤和劳损导致气血瘀滞，风、寒、湿等致病因素乘虚侵袭人体，痹阻经脉。肝肾亏虚、筋骨失养是本病的病理基础。从中医辨证角度看，有学者认为本病的基本病机是肝肾亏虚为本，风寒湿邪内侵，气滞血瘀为标，邪气日久，郁而化热，阻滞经脉，血瘀痰凝而化热是膝痹发病的重要环节。

二、中医辨证分型

参照中医病名诊断及辨证标准（国家中医药管理局《中医病证诊断疗效标准》），膝痹辨证分型为风寒湿痹证、风湿热痹证、瘀血闭阻证及肝肾亏虚证。

1. 风寒湿痹证

肢体关节酸楚疼痛、痛处固定，有如刀割或有明显重着感或患处表现肿胀感，关节活动欠灵活，畏风寒，得热则舒。舌质淡，苔白腻，脉紧或濡。

2. 风湿热痹证

起病较急，病变关节红肿、灼热、疼痛，甚至痛不可触，得冷则舒为特征；可伴有全身发热，或皮肤红斑、硬结。舌质红，苔黄，脉滑数。

3. 瘀血闭阻证

肢体关节刺痛，痛处固定，局部有僵硬感，或麻木不仁，舌质紫暗，苔白而干涩。

4. 肝肾亏虚证

膝关节隐隐作痛，腰膝酸软无力，酸困疼痛，遇劳更甚，舌质红，少苔，脉沉细无力。

三、诊断要点

（一）疾病诊断

参照中华医学会骨科学分会《中国骨关节炎诊治指南》(2021 年版)。

1. 临床表现

膝关节的疼痛及压痛、关节僵硬、关节肿大、骨摩擦音(感)、关节无力、活动障碍。

2. 影像学检查

X 线检查：骨关节炎的 X 线特点表现为非对称性关节间隙变窄，软骨下骨硬化和囊性变，关节边缘骨质增生和骨赘形成；关节内游离体，关节变形及半脱位。

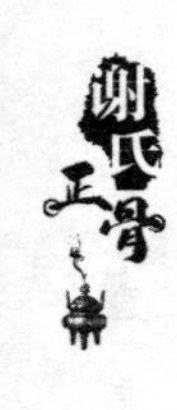

3. 实验室检查

血常规、蛋白电泳、免疫复合物及血清补体等指征一般在正常范围。伴有滑膜炎者可见 C 反应蛋白（CRP）及血沉（ESR）轻度升高，类风湿因子及抗核抗体阴性。

4. 具体诊断标准

（1）近 1 个月内反复膝关节疼痛。

（2）X 线片（站立或负重位）示关节间隙变窄、软骨下骨硬化和（或）囊性变、关节缘骨赘形成。

（3）关节液（至少 2 次）清亮、黏稠，WBC <2 000 个/ml。

（4）中老年患者（≥40 岁）。

（5）晨僵≤3 分钟。

（6）活动时有骨擦音（感）。

综合临床、实验室及 X 线检查，符合（1）+（2）条或（1）+（3）+（5）+（6）条或（1）+（4）+（5）+（6）条，可诊断膝关节骨性关节炎。

5. 骨性关节炎的分级

根据 Kellgren – Lawrence 的放射学诊断标准，骨性关节炎分为五级：

0 级：正常。

Ⅰ级：关节间隙可疑变窄，可能有骨赘。

Ⅱ级：有明显的骨赘，关节间隙轻度变窄。

Ⅲ级：中等量骨赘，关节间隙变窄较明确，软骨下骨质轻度硬化改变，范围较小。

Ⅳ级：大量骨赘形成，可波及软骨面，关节间隙明显变窄，硬化改变极为明显，关节肥大及明显畸形。

（二）疾病分期

根据临床与放射学结合，可分为以下三期：

早期：症状与体征表现为膝关节疼痛，多见于内侧，上下楼或站起时犹重，无明显畸形，关节间隙及周围压痛，髌骨研磨试验（+），关节活动可。X线表现0～Ⅰ级。

中期：疼痛较重，可合并肿胀，内翻畸形，有屈膝畸形及活动受限，压痛，髌骨研磨试验（+），关节不稳。X线表现Ⅱ～Ⅲ级。

晚期：疼痛严重，行走需支具或不能行走，内翻及屈膝畸形明显，压痛，髌骨研磨试验（+），关节活动度明显缩小，严重不稳。X线表现Ⅳ级。

四、特色治疗

（一）辨证选择口服中药汤剂或中成药

1. 风寒湿痹证

治则：祛风散寒、除湿止痛。

推荐方药：湿痹汤加减。当归、独活、防己、泽泻、车前草、黄芪、威灵仙、延胡索、茯苓、荆芥、泽兰、益母草。

自制中成药：三七通痹丸。

2. 风湿热痹证

治则：清热疏风、除湿止痛。

推荐方药：四妙散加减。苍术、厚朴、川牛膝、黄柏、防风、白芷、银花藤、野菊花、瞿麦、丹皮、石膏粉、知母、地丁草、炙甘草、木瓜。

3. 瘀血闭阻证

治则：活血化瘀、舒筋止痛。

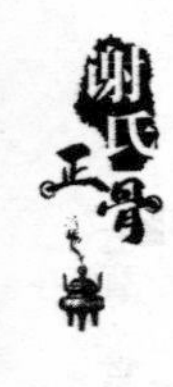

推荐方药：伤科四物汤加减。桃仁、红花、当归、生地、赤芍、川芎、川牛膝、鸡血藤、炙甘草。肿胀明显加益母草、泽兰、茯苓；疼痛明显加乌药、威灵仙。

自制中成药：归红活血丸。

4. 肝肾亏虚证

治则：滋补肝肾、强筋壮骨。

推荐方药：龟鹿二仙胶化裁。鹿角胶、龟板胶、人参、枸杞子。

自制中成药：参鹿壮骨补肾丸。

（二）手法治疗

1. 一般操作

体位：患者先取俯卧位，下肢伸直放松，踝关节下垫低枕。

（1）治疗者以拿法或滚法施于大腿后侧（腘绳肌）、小腿后侧约2分钟。

（2）推、揉或一指禅推腘窝部2分钟。

体位：患者仰卧，下肢伸直放松，膝关节下垫低枕。

（3）先以滚法施于患肢阔筋膜张肌、股四头肌、内收肌群约3分钟。

（4）然后摩、揉或一指禅推法施于内外膝眼、阿是穴，每穴操作约40秒。

体位：患者仰卧，下肢伸直放松，移去垫枕。

（5）推髌骨。向上下内外各方向推动髌骨，先轻柔的推动数次，再将髌骨推至极限位，维持2~3秒，反复3次。

（6）膝关节拔伸牵引：治疗者双手握持小腿远端拔伸并持续2秒，力量以有膝关节牵开感为度，反复5次；然后，以同法做持续牵引约30秒（如有助手，可由助手固定大腿远端，再行上述操作）。

（7）被动屈伸，收展髋关节，至极限位（以患者能忍受为度），反复3次；被动屈伸膝关节，至极限位（以患者能忍受为度），反复3次。

手法：滚法、点、揉、一指禅推法、拔伸、牵引等手法。

实施方案：其中（1）（2）（3）（4）（5）（6）为基本手法；（7）为关节活动受限者加手法。

有明显关节肿胀疼痛者去手法（5），并降低手法强度。

实施手法前可用按摩油剂（紫草油）涂抹患处，增加消肿止痛的作用。

手法剂量：手法力量要求均匀柔和，患者舒适能耐受为度。

每次治疗约20分钟，每周2次，3周为一疗程。

2. 按分期操作

（1）早期：重点施以夹胫推肘牵膝法和膏摩疗法，操作时间延长。

第一步：患者俯卧位，医者用滚法施于大腿及小腿后侧、内侧，主要循足太阳膀胱经、足太阴脾经，来回往返数次。轻柔手法点按承山、委中、委阳、承扶、三阴交、殷门、阴谷等穴位3～5分钟，以酸胀为度。以放松半膜肌、半腱肌、股二头肌、腘肌、腓肠肌、比目鱼肌为主。

第二步：医者一手扶患者踝部，一手置于腘窝处，伸屈膝关节5～10次。

第三步：患者仰卧位，医者用滚法施于大腿前侧、外侧和内侧及髌周、韧带，循足少阳胆经、足阳明胃经、足厥阴肝

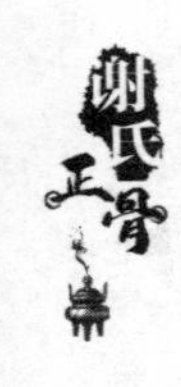

经、足少阴肾经，来回往返数次。点按内外膝眼、鹤顶、犊鼻、阴陵泉、阳陵泉、血海、膝阳关、伏兔、阴市、梁丘、丰隆等穴位3～5分钟，以酸胀为度。以放松股四头肌、髂胫束、内收肌、髌韧带和内、外侧副韧带为主。

第四步：寒湿痹者，加风市、肾俞、关元温补阳气，驱寒外出，阴陵泉、足三里健脾除湿；风湿热痹者，加膈俞、血海活血祛风，大椎、曲池清泻热毒；肝肾亏虚加按足三里、太溪、肝俞、肾俞以滋养肝肾，巩固肾气。

第五步：膏摩疗法，涂抹少许介质于膝关节表面，施以擦法、摩法、平推法和按揉法，对肿胀处、压痛点及相应穴位进行膏摩治疗。每次5～10分钟，每天2～3次。

第六步：夹胫推肘牵膝法，操作方法同上。手法力度加强，每次牵膝10次外，可根据患者膝关节疼痛点的不同，做膝关节内外翻动作，以增加膝关节内外间隙。

第七步：双手搓揉膝关节，以透热为度。

第八步：拍法、叩击法施于膝关节。

以上手法每日1次，10次为一疗程。

（2）中期

第一步：患者俯卧位，医者用滚法施于大腿及小腿后侧、内侧，主要循足太阳膀胱经、足太阴脾经，来回往返数次。大拇指循经点按，着重点按殷门、委中、委阳、承山等穴，以酸胀为度。

第二步：患者仰卧位，医者用滚法施于大腿前侧、外侧和内侧及髌周、韧带，循足少阳胆经、足阳明胃经、足厥阴肝经、足少阴肾经，来回往返数次。大拇指循经点按内外膝眼、鹤顶、犊鼻、阴陵泉、阳陵泉、血海、膝阳关、伏兔、阴市、梁丘、丰隆等穴 3 ~ 5 分钟，以酸胀为度。

第三步：肝肾亏虚者，点按伏兔、阳陵泉、阴陵泉、梁丘、足三里、双膝眼、太溪、太冲、涌泉等穴，以酸胀为度。

第四步：膏摩疗法，涂抹少许介质于膝关节表面，施以擦法、摩法、平推法和按揉法，对肿胀处、压痛点及相应穴位进行膏摩治疗。每次 5 ~ 10 分钟，每天 2 ~ 3 次。

第五步：夹胫推肘牵膝法，操作方法同上，力度加大，同时做屈伸运动。每次牵膝 20 ~ 30 次。此外，可根据患者膝关节疼痛点的不同，做膝关节内外翻动作，以增加膝关节内外间隙。

第六步：双手搓揉膝关节，以透热为度。

以上手法每日 1 次，10 次为一疗程。

（3）晚期

手法宜柔和、深透，以软组织手法结合远道取穴为主，操作时间不宜太长，适当制动，被动活动幅度宜小。

第一步：患者俯卧位，医者用滚法施于大腿及小腿后侧、内侧，主要循足太阳膀胱经、足太阴脾经，来回往返数次。在承山、承扶、三阴交、殷门穴施以振法，每穴 1 分钟，轻手法点按太溪、大钟等穴位 2 分钟，以患者耐受为度。以放松半膜肌、半腱肌、股二头肌、腘肌、腓肠肌、比目鱼肌为主要目的。

第二步：患者仰卧位，医者用滚法施于大腿前侧、外侧及髌周韧带，循足少阳胆经、足阳明胃经、足厥阴肝经、足少阴肾经，来回往返数次。点按膝阳关、光明、悬钟、伏兔、阴市、梁丘、丰隆、解溪、太冲、行间等穴位各 2 分钟，以患者能耐受为度。以放松股四头肌、髂胫束、内收肌、髌韧带和

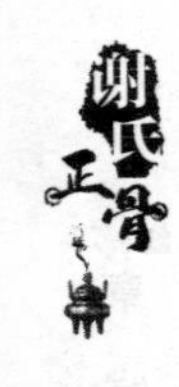

内、外侧副韧带为主要目的。

第三步：寒湿痹者，可加风市、肾俞、关元温补阳气、驱寒外出；阴陵泉、足三里健脾除湿；湿热痹者，加膈俞、血海活血祛风，大椎、曲池清泻热毒；气滞血瘀者，加气海、三阴交、血海通行气血。

第四步：药物涂擦疗法，选用自制药酒（1号药酒或2号药酒辨证使用）少许于膝关节表面，施以擦法、摩法、平推法和按揉法，对肿胀处、压痛点及相应穴位进行涂擦治疗。每次3~5分钟，每天2~3次。

第五步：夹胫推肘牵膝法，患者仰卧位，患膝屈膝12°~15°，医者左手手掌置于患膝关节上方，右腋夹持患者小腿，右手自患者膝关节下方穿过，置于左手肘部。右手推动左手肘部，带动膝关节向前运动，右腋部夹持患者小腿往后做相对运动，形成牵伸动作。此外，可根据患者膝关节疼痛点的不同，做膝关节内外翻动作，以增加膝关节内外间隙。该期牵膝手法要轻柔，每次治疗牵膝3次。

以上手法每日1次，10次为一疗程。

（三）针灸治疗

1. 体位

仰卧位，膝关节伸直位。

2. 取穴

局部取穴：阳陵泉、阴陵泉、足三里、犊鼻、膝眼、血海。

远道取穴：昆仑、悬钟、三阴交、太溪、伏兔、风市、髀关、环跳、曲泉。

3. 针灸处方

风寒湿痹证选穴：阳陵泉、足三里、丘墟、双膝眼以温经散寒、通络止痛。

风湿热痹证选穴：阳陵泉、足三里、太溪、悬钟、昆仑以祛风除湿、宣痹止痛。

瘀血痹阻证选穴：阴陵泉、足三里、血海、三阴交以活血通络止痛。

肝肾亏虚证选穴：腰阳关、足三里、委中以补肝肾、强筋骨。

4. 其他

电针、温针、火针、艾条灸、雷火灸、隔物灸、盒灸、穴位注射等特色针灸疗法临证选择使用。

5. 注意事项

明显关节肿胀者以远道取穴为主；风湿热痹者不用灸法及温针、火针等治疗。

（四）中药外治

1. 中药外敷。新伤散、消炎散、姜桂散、温经散、香附散、陈伤散、四生散加减应用。

2. 中药奄包治疗。

3. 中药熏洗治疗。

4. 中药熨烫治疗。

5. 药蜡疗法。

6. 中药离子导入治疗。

（五）针刀及刃针治疗

分析病情，寻找高应力点、神经卡压点及引起功能障碍畸形的原因，选择不同治疗点，进行松解与解锁。

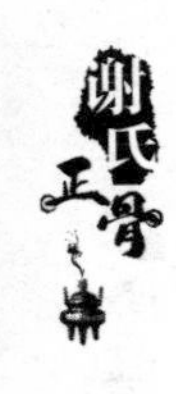

高应力点主要包括：①韧带（髌前韧带止点，内、外副韧带起止点，髌骨斜束韧带起点）；②滑囊（髌上、下囊，鹅足囊，腘窝囊等）；③关节内（翳状皱襞起点、脂肪垫、髌尖内血管袢）；④神经卡压点（隐神经髌下支、腓总神经腓骨小头部卡压点）。

松解法时注意事项：一问（病史）、二查（功能）、三触（痛点及结节条索）、四读（X 线、CT 或 MRI 片）、五定位（疼痛患者定位疼痛神经属性）。

应用针刀松解法治疗时，一般先选择仰卧位治疗膝前部，然后再选俯卧位治疗膝后部分。

操作方法：病人先仰卧以充分暴露膝关节（膝下垫一软枕），碘伏皮肤消毒，根据病情轻重和功能障碍关键点（主要三大部分：肌腱、韧带、关节囊）进行松解治疗。

1. 髌前松解

松解髌前韧带止点（胫骨结节附着处），进行纵向剥离。松解髌下脂肪垫（从两侧膝眼处斜向 45°进针，有柔韧感时进行通透剥离。然后将针刀退至髌尖两侧，直达髌下翼状皱襞。将刀口线垂直于翼状皱襞内侧切 1～2 刀）。如髌骨上下活动度明显变小，可将针刀改为治髌尖下骨面内侧缘横向松解髌骨滑膜皱襞附着点，横向切割 2～3 刀，使其张力减低。髌骨上下左右活动度均小，可选择髌骨斜束支持带附着点。

病程过久，髌尖处可形成血管袢（小血管迂曲增生，牵拉髌骨而疼痛），可将针刀沿髌尖左右两侧斜束支持带和髌韧带夹角部沿髌尖平行进针，切割已增生变性的血管袢，突破柔韧部分。术后可能有少量出血，需要压迫 1～2 分钟。当此处增生的小血管神经束被切割破坏后，疼痛可消失；松解股胫关节变窄部位的侧副韧带：去除软枕，使膝关节呈伸位，使侧副韧带处于紧张状态。在侧副韧带起止点（位于股骨内外髁外侧缘和胫骨髁内外侧）必要时松解腓侧副韧带起止点，或髂胫束止点（胫骨髁外侧和腓骨小头外侧。注意：不要伤及腓总神经）。

2. 膝后松解

膝后胫侧的半腱肌、半膜肌、腘肌、腓肠肌止点，腓侧的跖肌、腓肠肌外侧头、股二头肌止点。方法是沿肌纤维方向平行进针，达骨面后剥离 2 ~ 3 次，不要横向切割。

3. 关节囊松解

病变关节囊由于长期高应力状态，使囊壁变性、变厚、挛缩、粘连，其外膜与相关肌腱筋膜密切相连，不同程度地增加了关节的拉应力；同时，囊内压处高张力状态，加上囊内液体增多，协同致炎因子相互作用，引起严重疼痛症状。松解后一方面减张、减压，同时也解除了相关神经支配区域的卡压。

松解部位：

髌上囊：附于股骨髌面上方浅窝边缘及股四头肌深面，当 KOA 时，可产生大量积液。

髌前皮下囊：位于髌骨前方深层皮下组织内，在髌骨下半和髌韧带上半皮肤之间，股四头肌前方。KOA 时，膝关节屈曲功能受限，松解连接此囊的周边肌腱筋膜，增加其活动度。

髌下皮下囊：在胫骨粗隆下半与胫骨之间。功能同髌前皮下囊。

髌下深囊：位于髌韧带深面与胫骨之间。作用与以上两囊相同。

膝外侧滑液囊：包括股二头肌下囊，腓肠肌外侧头腱下

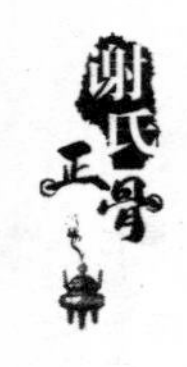

囊，腘肌下稳窝囊，腓侧副韧带与腘肌腱之间滑液囊。这些囊壁不同程度地与膝关节副韧带腘肌起点以及外侧半月板相连。当 KOA 时，此处松解可解决关节屈曲障碍。

膝内侧滑液囊：如鹅足囊、半膜肌囊、腓肠内侧头腱下囊；其中鹅足囊炎常与脂膜炎并存。多见于 50 岁以上偏胖女性。

腘窝囊肿：或称腘窝滑囊炎。KOA 时较常见，病人自觉膝后发胀，下蹲困难。与关节相通者名为滑膜憩室，不通者叫滑囊炎。好发于腘窝后外侧。开口位置相当于腓肠肌、半膜肌滑液囊的交通口，紧贴腓肠肌内侧头之下。在此疏通剥离有望使液体经口外泄，减轻肿胀。

以上关节囊的松解法主要采取透通切割法，必要时做十字切开 2 ~ 3 刀，使囊内压减低。液体超过 5 ml 时，可用无菌针管抽出，再将原针头注入 2% 利多卡因 2 ml，加得宝松 5 mg，并用小棉垫加弹力绷带固定 3 ~ 5 天（注意固定物以下血循环情况，不要太紧，以防深静脉血栓形成）。

（六）关节腔内治疗

1. 关节腔穿刺

仰卧、膝关节伸直位，消毒铺巾，常规膝关节髌骨外上入路，用 9 号穿刺针行膝关节腔穿刺，抽出关节内积液并送检。适应证：处理关节积液、送检等。

2. 关节腔冲洗

仰卧、膝关节伸直位，消毒铺巾，常规膝关节髌骨外上入路，用 12 号穿刺针行膝关节腔穿刺，抽出关节内积液，用 30 或 60 ml 注射器抽生理盐水反复冲洗关节腔。适应证：关节积液反复发作。

3. 关节腔内药物注射

糖皮质激素（如：倍他米松注射液），1.5 ml/次，一年≤3次。适应证：关节积液反复发作，排除感染性疾病者。

玻璃酸钠针（阿尔治）25 mg注射，每周1次，5次1疗程，可治疗1~2疗程。

（七）药物治疗

改善循环药：口服七叶皂苷钠片。

非甾体类抗炎药：包括美洛昔康、塞来昔布、尼美舒利、依托考昔等。

改善关节功能药：双醋瑞因。

关节营养药：玻璃酸钠针等。

补钙药：碳酸钙制剂。

促钙吸收药：阿法骨化醇等。

（八）物理治疗

微波、超短波治疗以消炎、解痉。

空气压力波治疗以改善循环、消肿。

特殊物理降温以止血、消肿、镇痛。

超声波治疗以缓解疼痛。

微电流疼痛治疗及负压动态干扰电治疗以舒经活络、松解粘连、消炎消肿、改善局部循环。

痛点激光针治疗以止痛、改善局部循环、调节神经。

蜡疗以改善循环、消除肿胀、缓减痉挛。

（九）运动疗法

运动治疗以轻微的肌肉活动为主。当患者关节发炎、肿胀时，为了避免关节挛缩，可以使用主动辅助性运动。由于患者运动时可以控制自己的关节，一般不会引起肌肉痉挛，对关节

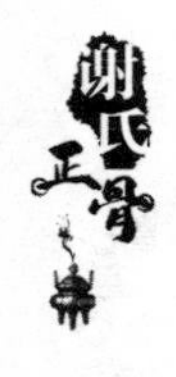

亦较无伤害。应鼓励患者在白天进行每小时2～3分钟的肌肉等长收缩练习，以防止肌萎缩。这种部分辅助运动练习方法可减少发生拉伤的可能，而促进了在被动活动时不能被激发的本体感受反射。治疗师及医生必须仔细观察患者的耐受性，控制活动量。如在运动后疼痛和痉挛时间超过1小时，就意味着运动过度，在下次治疗时必须减少运动强度。

1. 肌力训练

踝关节主动屈伸锻炼（踝泵）：踝关节用力、缓慢、全范围的跖屈、背伸活动，可促进血液循环，消除肿胀。每日2次，每次1～2组，每组20个。

等长训练：股四头肌等长收缩、腘绳肌等长收缩练习等长肌力训练是一种静力性肌肉收缩训练，可以减轻关节周围肌肉的抑制，提高肌力，具有防止肌肉萎缩、消除肿胀、刺激肌肉及肌腱本体感受器的作用。训练时不需要关节活动，因此比较适合老年人、关节肌力较弱和关节活动过程中有明显疼痛的患者，不需要特殊仪器，在家中或床上即可进行。如仰卧位的直腿抬高训练，不仅增强股四头肌的肌力，而且还增加股二头肌、髋关节内旋及外旋的肌肉力量，增强膝关节的稳定性。①60°等长训练法。患者仰卧位，将患肢放于脚凳上，屈膝于20°～60°做主动等长运动5～10分钟。②直腿抬高法。患者仰卧位，膝关节伸直，踝关节部施加负荷（重锤、沙袋、米袋等均可），嘱患者直腿抬高患肢，使与床面呈10°～15°（约离开床面15 cm），并要求保持该肢位5秒钟，然后腿放下，让股四头肌充分松弛，然后再按上述要求直腿抬高，反复练习。训练开始时，先测出患膝伸直位的最大负荷量，即患肢直腿抬高10°～15°。并能维持5秒钟的最大负荷量，然后取其1/3作为日常训练负荷量。每天早晚各练 1 次，每次 20 回。达不到 20 回的患者，可嘱其在不引起疼痛的前提下尽力而为，逐渐增加，争取每次完成 20 回。

2. 关节活动度训练

仰卧位闭链屈膝锻炼：要求屈膝过程中足跟不离开床面，在床面上活动，称为“闭链”。也可以采用足沿墙壁下滑锻炼来代替；或可以坐在椅子上，健侧足辅助患侧进行屈膝锻炼。每日锻炼 4 次，每次约 1 小时。

（十）手术治疗

1. 膝关节骨性关节炎合并关节内游离体、关节内髁间窝撞击、半月板撕裂卡压等症者，系统保守治疗 3 月无效，转为关节镜下关节清理游离体取出术、髁间窝成形术、半月板修整成形或部分切除/全切术，个别患者行镜下半月板缝合固定术。

2. 对膝关节骨性关节炎关节力线改变明显但关节内退变较轻者，可酌情行截骨矫形手术。

3. 对重度膝关节骨性关节炎，关节退变严重，变形明显且无特殊手术禁忌证患者，可行人工膝关节置换手术。对部分经济情况不佳患者，可行膝关节融合术。

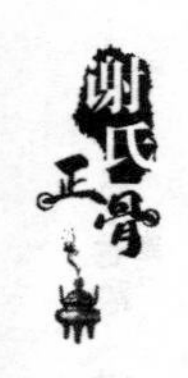

第七节　骨质疏松性骨折（骨痹）

骨质疏松症是一种以骨量低下，骨微结构破坏，导致骨脆性增加，易发生骨折为特征的全身性骨病。2001 年美国国立卫生研究院（NIH）提出骨质疏松症是以骨强度下降、骨折风险性增加为特征的骨骼系统疾病，骨强度反映了骨骼的两个主要方面，即骨矿密度和骨质量。该病可发生于不同性别和任何年龄，但多见于绝经后妇女和老年男性。骨质疏松症分为原发性和继发性二大类。原发性骨质疏松症又分为绝经后骨质疏松症（Ⅰ型）、老年性骨质疏松症（Ⅱ型）和特发性骨质疏松（包括青少年型）三种。绝经后骨质疏松症一般发生在妇女绝经后 5～10 年内；老年性骨质疏松症一般指老人 70 岁后发生的骨质疏松；而特发性骨质疏松主要发生在青少年，病因尚不明。继发性骨质疏松症，是由于疾病或药物等原因所致的骨量减少、骨微结构破坏、骨脆性增加和易于骨折的代谢性骨病，骨质疏松症多发于 60 岁以上老人中，发病率约为 60%，且女性远超过男性。骨质疏松性骨折是骨质疏松导致的骨折，由于骨强度下降，在受到轻微创伤或日常活动中即可发生的骨折。骨质疏松性骨折大大增加了老年人的病残率和死亡率。

一、病因病机

风寒湿邪内搏于骨所致骨节疼痛，肢体沉重，多因骨髓空虚，致邪气乘隙侵袭。《素问·长刺节论》：“病在骨，骨重不可举，骨髓酸痛，寒气至，名曰骨痹。”骨痹不都属于始发病证，故其病因病机较为复杂。《张氏医通》和《类证治裁》均提到：“骨痹，即寒痹、痛痹也。”这种提法有一定的道理。因为寒痹、痛痹的疼痛都很剧烈，容易演变为肢节废用的骨痹。骨痹的外因并不只限于感受寒邪，六淫之邪皆可致病。至于感邪的诱因可以多种多样，或饮酒当风，或水湿浸渍，或露宿乘凉，或淋雨远行，或嗜食辛辣厚味等。中医学依据“肾主骨，生髓”“腰者，肾之府，转摇不能，肾将惫矣；膝者，筋之府，屈伸不能，行则偻附，筋将惫矣；骨者，髓之府，不能久立，行则振掉，骨将惫矣”等理论，将其辨证为“肾虚为本”，又因原发性骨质疏松症与原发性骨质增生症病程长，故其发展中势必波及他脏，肾藏精、肝藏血，生理上有“肝肾同源”，病理上二者常相互影响，肾阴不足可致肝阴不足，从而导致“肝肾亏虚”；同时，肾为先天之本，脾为后天之本，二者在病理上相互影响。对原发性骨质疏松症而言，雌激素水平下降是其重要致病因素，且《素问·上古天真论》云：“女子……七七，任脉虚，太冲脉衰少，天癸竭，地道不通，故形坏而无子也。”

二、临床表现及分型

疼痛、脊柱变形和发生脆性骨折是骨质疏松症最典型的临床表现。但许多骨质疏松症患者早期常无明显的症状，往往在骨折发生后经 X 线或骨密度检查时才发现已有骨质疏松。

（一）疼痛

患者可有腰背疼痛或周身骨骼疼痛，负荷增加时疼痛加重

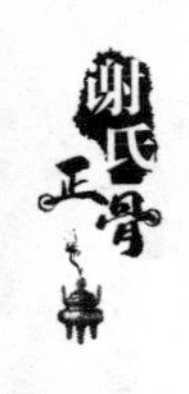

或活动受限，严重时翻身、起坐及行走有困难。

（二）脊柱变形

骨质疏松严重者可有身高缩短和驼背，脊柱畸形和伸展受限。胸椎压缩性骨折会导致胸廓畸形，影响心肺功能；腰椎骨折可能会改变腹部解剖结构，导致便秘、腹痛、腹胀、食欲减低和过早饱胀感等。

（三）骨折

脆性骨折是指低能量或者非暴力骨折，如从站高或者小于站高跌倒或因其他日常活动而发生的骨折为脆性骨折。发生脆性骨折的常见部位为胸、腰椎，髋部，桡、尺骨远端和肱骨近端。其他部位亦可发生骨折。发生过一次脆性骨折后，再次发生骨折的风险明显增加。

（四）分型

1. 肝肾亏虚

腰酸腿软，足膝无力，劳累加重。肾阳虚者面色晄白、手足不温、少气懒言、腰腿发凉，舌质淡，脉沉细；肾阴虚者心烦失眠、咽干口渴、面色潮红、倦怠乏力，舌红少苔，脉弦细数。

2. 气滞血瘀

偶有腰部扭闪疼痛如刺，俯仰屈伸转侧困难，舌质紫暗，脉弦。

3. 风寒湿痹

腰背板滞，伴恶寒怕冷，转侧不利，受风寒及阴雨天加重，肢体发凉，舌淡苔白，脉弦紧。

三、诊断

临床上用于诊断骨质疏松症的通用指标是：发生了脆性骨

折及（或）骨密度低下。目前尚缺乏直接测定骨强度的临床手段，因此，骨密度或骨矿含量测定是骨质疏松症临床诊断以及评估疾病程度的客观的量化指标。

1. 脆性骨折

指非外伤或轻微外伤发生的骨折，这是骨强度下降的明确体现，故也是骨质疏松症的最终结果及合并症。发生了脆性骨折临床上即可诊断骨质疏松症。

2. 诊断标准（基于骨密度测定）

骨质疏松性骨折的发生与骨强度下降有关，而骨强度是由骨密度和骨质量所决定。骨密度约反映骨强度的70%，若骨密度低同时伴有其他危险因素会增加骨折的危险性。因目前尚缺乏较为理想的骨强度直接测量或评估方法，临床上采用骨密度测量作为诊断骨质疏松、预测骨质疏松性骨折风险、监测自然病程以及评价药物干预疗效的最佳定量指标。骨密度是指单位体积（体积密度）或者是单位面积（面积密度）的骨量，二者能够通过无创技术对活体进行测量。骨密度及骨测量的方法也较多，不同方法在骨质疏松症的诊断、疗效的监测以及骨折危险性的评估作用也有所不同。临床应用的有双能 X 线吸收测定法（DXA）、外周双能 X 线吸收测定法（pDXA），以及定量计算机断层照相术（QCT）。其中 DXA 测量值是目前国际学术界公认的骨质疏松症诊断的金标准。

四、骨质疏松治疗

（一）基础措施

1. 调整生活方式

富含钙、低盐和适量蛋白质的均衡膳食。注意适当户外活

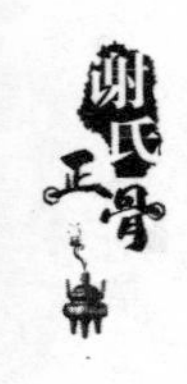

动，有助于骨健康的体育锻炼和康复治疗。避免嗜烟、酗酒和慎用影响骨代谢的药物等。采取防止跌倒的各种措施：如注意是否有增加跌倒危险的疾病和药物，加强自身和环境的保护措施（包括各种关节保护器）等。

2. 骨健康基本补充剂

（1）钙剂：绝经后妇女和老年人每日钙摄入推荐量为1 000 mg，平均每日应补充的元素钙量为500～600 mg，应与其他药物联合使用。

（2）维生素D：老年人因缺乏日照以及摄入和吸收障碍，常有维生素D缺乏，故推荐剂量为400～800 IU/d。

（二）中医辨证论治

1. 风寒湿痹证

证候：腰背部疼痛，疼痛固定，痛如刀割，屈伸不利，昼轻夜重，怕风冷，阴雨天易加重，肢体酸胀沉重。舌质淡红，苔薄白或白腻，脉象弦紧。

治则：散寒除湿、祛风通络。

方药：薏苡仁汤加减。薏苡仁、川芎、当归、麻黄、桂枝、羌活、独活、防风、制川乌（先煎）、川牛膝。

2. 肝肾亏损证

证候：腰背疼痛，上连项背，下达髋膝，僵硬拘紧，转侧不利，俯仰艰难。腹股之间，牵动则痛，或有骨蒸潮热，自汗盗汗。舌尖红，苔白少津，脉象沉细或细数。

治则：补益肝肾、活血通络。

方药：大补元煎合身痛逐瘀汤加减。熟地、葛根、羌活、杜仲、枸杞、秦艽、土鳖虫、桃仁、红花、乳香、川牛膝。

3. 气滞血瘀证

证候：多有外伤史，疼痛明显，动则痛剧，或寒或热，寒热错杂，全身乏力。舌质紫暗，或有瘀斑，苔多白腻，脉象沉细或涩。

治则：补益气血、化痰破瘀。

方药：趁痛散合圣愈汤加减。黄芪、党参、当归、川芎、桃仁、红花、制乳香、制没药、炮山甲、土鳖虫、白芥子、全蝎（研冲）。

（三）抗骨质疏松药物治疗

1. 适应证

已有骨质疏松症（T≤－2.5）或已发生过脆性骨折；或已有骨量减少（－2.5＜T＜－1.0）并伴有骨质疏松症危险因素者。

2. 抗骨质疏松药物

（1）抗骨吸收药物

双膦酸盐类：目前阿仑磷酸钠有 10 mg/片（每日一次）和 70 mg/片（每周 1 次）两种，后者服用更方便，对消化道刺激更小，有效且安全，因而有更好的依从性。

降钙素类：一般情况下，应用剂量为鲑鱼降钙素 50 IU/次，皮下或肌内注射，根据病情每日一次，或每周 2～5 次。

选择性雌激素受体调节剂：每日一片（60 mg）雷诺昔芬，能阻止骨丢失，增加骨密度，明显降低椎体骨折发生率，是预防和治疗绝经后骨质疏松症的有效药物，该药只用于女性患者。

雌激素类：此类药物只能用于女性患者。雌激素类药物能

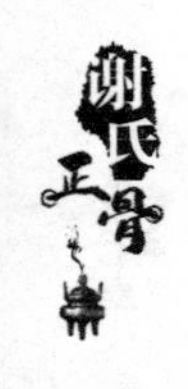

抑制骨转换，阻止骨丢失，是防治绝经后骨质疏松的有效措施。适应证：有绝经期症状（潮热、出汗等）及（或）骨质疏松症及（或）骨质疏松危险因素的妇女，尤其提倡绝经早期开始用收益更大风险更小。

（2）促进骨形成药物：甲状旁腺激素（PTH），适用于严重骨质疏松症患者。一定要在专业医师指导下应用。治疗时间不宜超过2年。一般剂量是20 μg/d，肌内注射，用药期间要监测血钙水平，防止高钙血症的发生。

（3）其他药物：活性维生素D，适当剂量的活性维生素D能促进骨形成和矿化，并抑制骨吸收。老年人更适宜选用活性维生素D，应在医师指导下使用，并定期监测血钙和尿钙水平。骨化三醇剂量为0.25～0.5 μg/d；α－骨化醇为0.5～1 μg/d。在治疗骨质疏松症时，可与其他抗骨质疏松药物联合应用。

（四）手法

不宜用扳法。多以推脊理筋手法为主，配合摇晃脊柱手法叩击和经穴按摩等手法。要求手法轻柔，时间宜长。宜用轻柔手法和功能锻炼为主，不可强施暴力矫正后凸畸形。

（五）针灸

取夹脊、大肠俞、肾俞、阳陵泉、大杼等，毫针刺，采用补法；电针20分钟/次，小强度。

（六）功能锻炼

必须遵循治疗的个性化原则。许多基础研究和临床研究证明，运动是保证骨骼健康的成功措施之一，不同时期运动对骨骼的作用不同，儿童期增加骨量，成人期获得骨量并保存骨量，老年期保存骨量减少骨丢失。针对骨质疏松症制定的以运动疗法为主的康复治疗方案已被大力推广。运动可以从两个方面预防脆性骨折：提高骨密度和预防跌倒。

1. 急性期功能练习

准备运动：呼吸运动，在运动前进行深呼吸练习。目的是放松肌肉、消除身心疲劳和紧张感。常采用静力性体位训练。方法：坐或立位时应伸直腰背，收缩腰肌和臀肌，增加腹压，吸气时扩胸伸背，接着收颌和向前压肩，或坐直背靠椅；卧位时应平仰、低枕，尽量使背部伸直，坚持睡硬板床。

被动运动：患者取仰卧位，在无疼痛状况下完成全关节活动范围的运动，各关节的诸运动方向均要进行训练，每种运动各3~5次为宜，手法要轻柔适度，避免产生疼痛，手法的速度要缓慢，有节奏，一般一个动作需要3~5秒钟。

主动运动：在2~4周的卧床期间可进行床上维持和强化肌力的训练。

2. 慢性期功能锻炼

预备运动：时间为10分钟，可进行全身柔软体操，牵伸肌群练习，呼吸练习和慢跑等。

被动运动：用轻手法行关节松动练习。

主动运动：以躯干伸展训练为主，屈伸训练为辅。

俯卧位：飞燕式背肌训练。

膝手卧位：挺胸抬头背肌训练。

仰卧位：抬腿，腹肌训练。

五点支撑法：仰卧位，用头，双肘及双足跟着床，使臀部离床，腹部前凸如拱桥，少顷放下，重复进行。

展翅欲飞：俯卧位，双手后外伸似飞状，双下肢同时紧贴床面。

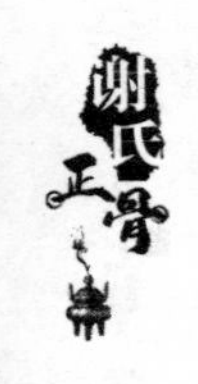

抗阻运动：有助于保持骨矿密度。

（七）物理疗法

理疗不仅可消炎镇痛、兴奋神经和肌肉、改善血液循环、调节自主神经及内脏功能、松解粘连及软化瘢痕、还可以维持骨量并防止骨量减少，抑制骨吸收，促进骨形成。常用的方法有电磁疗法，超声波疗法，石蜡疗法及水疗。

（八）运动疗法

在医师指导下的适量负重运动每周 4 ~ 5 次，抗阻运动每周 2 ~ 3 次。强度以每次运动后肌肉有酸胀和疲乏感，休息后次日这种感觉消失为宜。四肢瘫、截瘫和偏瘫的患者，由于神经的损伤和肌肉的失用容易发生继发性骨质疏松，这些患者应增加未瘫痪肢体的抗阻运动以及负重站立和功能性电刺激。

第八节 膝关节半月板损伤（筋伤）

膝关节半月板损伤（筋伤）是以膝关节局限性疼痛、关节肿胀、弹响和绞锁、股四头肌萎缩、打软腿以及在膝关节间隙或半月板部位有明确压痛的膝部疾患。是因劳损或外伤致经气不利所致。属于中医“筋伤”范畴。本病是膝关节的常见病、多发病。延误治疗可致膝关节功能障碍，从而严重影响病人的生活、工作和运动能力。

一、病因病机

（一）病因

1. 正气不足，精血亏损，素体虚弱，腠理不密，卫外不固，风寒湿热之邪乘虚侵袭，使肌肉、关节、经络、经筋痹阻所致。

2. 膝部外伤，局部气血瘀滞，失于荣养，营卫不合，易感受风寒湿热外邪侵袭，发而为病。

（二）病机

内因为风寒外邪侵入人体，闭阻经络，气血运行不畅，不通则痛，加之正气不足，精血亏虚，不荣则痛。外因为膝部外伤，致局部筋脉受损，气血瘀滞，不通而为病。这是筋伤发病的根本病机。发病以膝关节、肌肉、筋骨疼痛、活动受限等为发病特点。内因致病以风寒湿邪与肝肾亏虚为主，亦虚亦实，

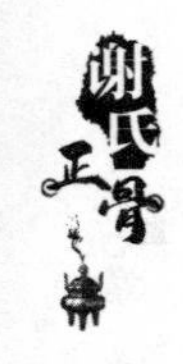

常虚实夹杂。外伤而为病，气血瘀滞显著，以实为主。

二、临床表现

急性期患者多有明显的外伤史致突然发病。慢性期患者疼痛日久，逐渐起病或因急性期延误治疗。主要表现为关节疼痛、弹响及绞锁。可伴有关节肿胀，关节活动受限，下蹲或上下楼梯时疼痛加重。病程超过3月常有股四头肌萎缩。

三、诊断要点

膝关节半月板损伤的诊断主要依靠患者的主诉、病史、临床症状和体征。其要点如下：

1. 多见于青壮年，男性多于女性，内外侧半月板均可能出现损伤。临床中发现外侧半月板损伤患者较内侧半月板更多。

2. 发病因素有膝部的外伤、慢性劳损、特殊的职业（如装修工人、运动员）等。

3. 触诊膝部的压痛点较为固定。常见的压痛部位为患膝的内和（或）外侧胫股关节间隙处。

4. 早期行膝关节活动范围检查可见关节活动度正常，中后期膝关节屈伸及内外旋活动受限。常见的阳性体征有Mc Murray试验、Apley研磨试验及下蹲鸭步试验等。临床观察发现不到一半的患者Mc Murray试验阳性，一半以上的患者伤膝过伸或（和）过屈挤压试验阳性。

5. 日常生活活动试验表明，半月板无感觉神经末梢，症状多来自关节囊的损伤及刺激，或关节活动时的机械干扰。因此，疼痛往往发生在运动的某种体位，而且体位改变后疼痛即可能消失。

6. 晚期由于疼痛和失用性萎缩，下肢肌肉可出现萎缩，以股四头肌最为明显。表现为患侧大腿围径变小。徒手肌力检查可发现患侧膝关节屈伸、内外旋等运动肌力有不同程度的降低。

7. X线摄片检查多为阴性，可助于排除其他关节疾患。

8. 半月板撕裂的MRI表现为低信号的半月板内有点状、线状、面状或复杂形状的高信号带贯穿半月板。

四、特色治疗

（一）辨证选择口服中药汤剂

1. 风寒湿痹证

治则：祛风散寒、除湿止痛。

方药：湿痹汤加减。当归、独活、防已、泽泻、车前草、黄芪、威灵仙、延胡索、茯苓、荆芥、泽兰、益母草。

自制中成药：三七通痹丸。

2. 气滞血瘀证

治则：活血化瘀、舒筋止痛。

方药：伤科四物汤加减。桃仁、红花、当归、生地、赤芍、川芎、川牛膝、鸡血藤、炙甘草。肿胀明显加益母草、泽兰、茯苓；疼痛明显加乌药、威灵仙。

自制中成药：归红活血丸。

3. 肝肾亏虚证

治则：滋补肝肾、强筋壮骨。

方药：龟鹿二仙胶化裁。鹿角胶、龟板胶、人参、枸杞。

自制中成药：参鹿壮骨补肾丸。

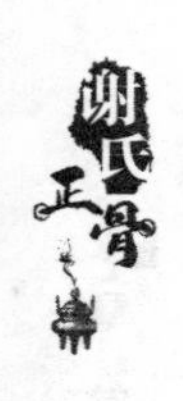

中成药：仙灵骨葆胶囊。

（二）辨证施以中药外治

如寒证（寒性疼痛及肿胀）、虚证（肝肾不足、气血亏虚者），多表现为畏寒肢冷（患者主诉关节怕冷），予以热治，具体方法有使用奄包、灸疗、温针、火针、熏洗等发热治疗；外用中药使用消炎散（黄柏、姜黄、白芷等）、温经散（木香、羌活、独活等）、姜桂散（干姜、肉桂等）。瘀证（新伤、术后初期病人），多表现为关节发红、发热等症状，予以电针、中药离子导入（中频）、直流电等以电刺激为主不发热的治疗，配合冷敷或冰敷，关节腔穿刺冲洗及外用中药使用消炎散、新伤散（大黄、栀子、黄柏等），必要时配合冰片、紫草油等。

对痛点固定的患者，予以点刺激治疗方式，如：火针、灸法、超激光照射、局部封闭、小针刀松解等。对于关节屈伸不利的患者，针对关节急性炎症引起的屈伸不利（主要表现为关节肿胀、发热、疼痛）采用急则治标的方法，如：穿刺冲洗、适当制动、冷敷、药物贴敷、电刺激等；针对慢性疼痛、屈伸不利（表现为关节僵硬、负重疼痛），采用缓则治本的方法，如：关节松动术手法、药物贴敷、奄包、熏洗、针灸、其他理疗、小针刀松解治疗等。

（三）手法治疗

在治疗筋伤时，手法特点有：①放松手法，使用介质，常用紫草油、药酒等。摩法、推法、擦法、按法、滚法、拍法、揉法、拿法。②弹筋、分筋、理筋。③点压手法，点压足三里、血海、阴陵泉、阴陵泉、膝眼等；点压产生放射感持续时间 1 分钟以上。④牵拉手法（分轻重），患者屈膝，操作医生一手用肘环抱患者患肢小腿，手扶患者胫骨上段，牵引患膝逐渐伸直。若患膝明显绞锁，需适当左右摇晃牵拉。

（四）针灸治疗

治疗筋伤时局部常用取穴：阳陵泉、阴陵泉、足三里、犊鼻、膝眼、血海。远道常用取穴：昆仑、悬钟、三阴交、太溪、伏兔、风市、髀关、环跳、曲泉。根据证型取穴：风寒湿痹证（阳陵泉、足三里、丘墟、双膝眼）；瘀血痹阻证（阴陵泉、足三里、血海、三阴交）；肝肾亏虚证（腰阳关、足三里、委中）。

（五）关节腔内治疗

关节腔穿刺：仰卧、膝关节伸直位，消毒铺巾，常规膝关节髌骨外上入路，用9号穿刺针行膝关节腔穿刺，抽出关节内积液并送检。适应证：处理关节积液、送检等。

关节腔冲洗：仰卧、膝关节伸直位，消毒铺巾，常规膝关节髌骨外上入路，用12号穿刺针行膝关节腔穿刺，抽出关节内积液，用30或60 ml注射器抽生理盐水反复冲洗关节腔。适应证：关节积液反复发作。

关节腔内药物注射：玻璃酸钠针（阿尔治）25 mg注射，每5~7天关节腔灌注1次，5次1疗程，可治疗1~2疗程。

（六）微创治疗经验：针刀及刃针治疗

分析病情，寻找高应力点、神经卡压点及引起功能障碍畸形的原因，选择不同治疗点，进行松解与解锁。高应力点主要包括：①韧带（髌前韧带止点，内、外副韧带起止点，髌骨斜束韧带起点）；②滑囊（髌上、下囊，鹅足囊，腘窝囊等）；③关节内（翳状皱襞起点、脂肪垫、髌尖内血管袢）；④神经卡压点（隐神经髌下支、腓总神经腓骨小头部卡压点）。

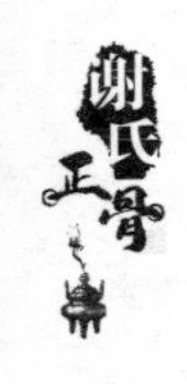

松解法时注意事项：一问（病史）、二查（功能）、三触（痛点及结节条索）、四读（X 线、CT 或 MRI 片）、五定位（疼痛患者定位疼痛神经属性）。

对关节周围囊肿的小针刀治疗：关节周围囊肿是关节积液的另外一种表现方式，因构成关节的骨与软骨相对较“硬”，因力的作用形成“气球效应”，关节积液向关节囊到肌腱延伸的部位挤压而形成囊肿。关节周围囊肿以腘窝囊肿最常见。临床上处理关节周围囊肿常见的方式有局部穿刺和手术切除等方法。局部穿刺处理关节周围囊肿简便易行但复发概率较大，手术的方式相对创伤大、复杂，两者各有优缺点。在临床实践中，作者摸索出小针刀减张、减压的方法有效降低了单纯穿刺治疗的复发概率。具体操作方法：局麻后先行关节周围囊肿穿刺，再在用小针刀在囊壁作 4 ~ 6 个点的十字切割，破坏囊壁的完整性。继发的积液会从小针刀切开的囊壁渗透到周围肌肉组织并被逐步吸收，从而达到治疗作用。

（七）处理关节积液的经验

1. 非甾体类抗炎药是抑制关节滑膜免疫反应的最有效药物，需有较长时间的使用，具体使用 3 ~ 6 周，根据积液的控制情况决定是否停药。在使用非甾体类抗炎药的同时注意预防胃肠道不适，必要时给予胃黏膜保护剂。

2. 有效的关节腔穿刺是直接减少免疫抗原反应的必要手段，关节腔灌洗、关节镜下关节清理能够更有效地排出抗原物质，很多时候可达到釜底抽薪的效果。

3. 在关节软骨已经严重破坏的情况下，必要时使用糖皮质激素关节腔内注射能够达到立竿见影的效果。使用糖皮质激素的原则：关节软骨已经严重破坏，排除关节感染，1 年不超过3次。

4. 玻璃酸钠制剂不仅有保护软骨的作用，也有抑制无菌性炎症反应的作用。对一般的骨关节炎，关节积液得到有效控制后可酌情使用玻璃酸钠制剂。

5. 关节镜治疗是治疗顽固性滑膜炎的有效手段。

（八）关节镜治疗

应用于与边缘不稳型长纵裂或桶柄样撕裂、横形撕裂及瓣状撕裂、盘状半月板、半月板囊肿、半月板撕裂合并有交叉韧带、侧副韧带断裂或者保守治疗无效的退变性撕裂。

主要术式为内（外）侧半月板缝合（内固定）或部分切除，或全部切除。

（九）术后康复指导

1. 术后伤肢伸直位摆放，待麻醉消失后主动进行踝部运动，预防深静脉血栓的形成。

2. 术后立即伤膝冰敷20分钟，一日3次，2天后，每次运动后冰敷20分钟。

3. 术后1天肌力训练：指导病人行踝泵运动、股四头肌等长收缩及直腿抬高练习300~500个/日。

4. 单纯半月板切除术：病人术后第一天在医护人员的指导下可下床直线行走，床边吊腿90°。

5. 半月板缝合术：术后3~5天，予持续被动活动，关节活动度30°-0°-0°渐进至120°-0°-0°，指导病人床边吊腿关节活动度90°-0°-0°。

6. 根据病人肌力情况，双下肢负重平衡训练，指导病人扶双拐伤肢部分负重下地平地直线行走及起踵训练。下地行走后，抬高患肢30分钟以上。

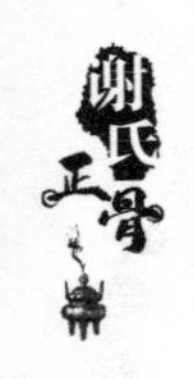

第九节　股骨头坏死（骨蚀）

股骨头坏死（骨蚀）全称股骨头无菌性坏死，或股骨头缺血性坏死，是由于多种原因导致的骨局部血运不良，从而引起骨细胞进一步缺血、坏死、骨小梁断裂、股骨头塌陷的一种病变。相关调查显示，该病的发生无明显性别差异，任何年龄均可患病，而有过激素应用史、髋部外伤史、酗酒史、相关疾病史者发病的人群为高发人群。

一、病因

祖国医学典籍中虽无股骨头坏死这一病名的直接记载，但根据其发病部位、病因病机及证候特点，依据《灵枢·刺节真邪篇》中的“虚邪之入于身也深，寒与热相搏，久留而内著，寒胜其热，则骨疼而肉枯；热胜其寒，则烂肉腐肌为脓，内伤骨，为骨蚀”和《素问·痿论篇》中的“肾者水脏也，今水不胜火，则骨枯而髓虚，故足不任身，发为骨痿”的描述，将其归属于“骨蚀”“骨痿”的范畴。以及《灵枢·刺节真邪篇》中“虚邪之中人也，洒淅动形，起毫毛而发腠理，其入深，内搏与骨，则为骨痹”，以及《医林改错》中的“元气既虚，必不能达于血管，血管无气，必停留而瘀”将该病归为“骨蚀”“骨痹”范畴。这一观点虽然较笼统，但直到现在仍有现实的指导意义，谢氏正骨流派对股骨头坏死的中医病因认识是在充分吸收前人经验的基础上，结合临床实践，总结出该病的病因主要饮食生活习惯、劳逸失常、创伤、外邪入侵、先天禀赋等密切相关，各个因素之间相互杂合，共同导致股骨头坏死的病因机制。

1. 六淫侵袭

六淫中以风寒、湿邪最易侵袭人体、风寒邪侵袭人体经络、气血不通，出现气滞血瘀，筋骨失于温煦，筋脉挛缩，屈伸不利，久之出现股骨头坏死。

2. 邪毒外袭

外来邪毒侵袭人体，如应用大量激素、酒精、辐射病、减压病等，经络受阻，气血运行紊乱，不能正常养筋骨，出现骨痿、骨痹。这种股骨头坏死的原因是比较常见的。

3. 暴力所伤

暴力致髋关节脱位，股骨头、颈骨折，使气血骤然瘀滞，股骨头局部血液供给受阻，从而发生股骨头坏死。

4. 七情过激

七情太过，脏腑功能失调，情志郁结，气机升降出入紊乱，久之肝肾亏虚，髓海空虚，易发生股骨头坏死。

5. 劳伤过度

髋关节是人体最大的关节，支撑着整个躯干的重量，头与臼之间压力必然增大，长期保持着这种较大的压力，不但容易造成结构上的损伤，而且影响局部的血液循环。股骨头坏死患者的四肢关节活动有赖于气血的温煦濡养，过度劳伤、气血不足，亦可造成骨质疏松，如伴有轻微损伤则易发生股骨头坏死。

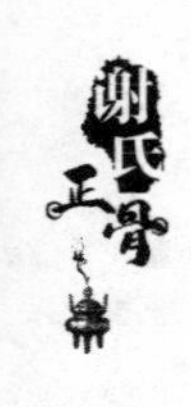

6. 先天性

先天性髋关节脱位：半脱、全脱。关节囊牵拉、嵌顿、挤压，导致损伤，受压之后影响供血。发育不良：扁平髋、髋臼发育不良。股骨头前上部局部受力过大，导致血管损伤。

7. 血供少

股骨头的血供主要依靠囊外动脉环发出的外侧支持带和内侧支持带动脉，血管的吻合支量少且薄弱，当一支血管被阻断而另一支不能及时代偿时，即会造成股骨头的供血障碍。

二、病机

依据中医学脏象学说，以五脏为纲调理脏腑，令血气调达、络通阳和，促进骨骼之血液循环和有效供血是防治股骨头坏死的关键。谢氏正骨流派将股骨头坏死发病机制归纳为：肝脾肾亏虚为其本，血瘀痰阻为其标，为本虚标实之证。肾为先天之本，主骨生髓，肾健则髓生，髓满则骨坚。反之，则髓枯萎，失去应有的再生能力。肝主筋藏血与肾同源，二者荣衰与共，若肝脏受累，藏血失司，不能正常调节血量，血液营运不周，营养难济，是造成股骨头坏死的重要因素。脾主运化，脾失健运，化气无源，则筋骨肌肉皆无气以生，病变发生后，气血不通畅，经脉瘀阻，血行障碍，股骨头失去气血温煦与濡养而坏死，成为股骨头坏死的内在根源。

三、证型

根据患者疼痛的性质、结合病因病机分析将其分为以下三种证型：

1. 血瘀气滞证

髋部疼痛，夜间痛剧，刺痛不移，关节屈伸不利。舌质暗或有瘀点，苔黄，脉弦或沉涩。

2. 肾虚血瘀证

髋痛隐隐，绵绵不休，关节强硬，伴心烦失眠，口渴咽干，面色潮红。舌质红，苔燥黄或黄腻，脉细数。

3. 痰瘀蕴结证

髋部沉重疼痛，痛处不移，关节漫肿，屈伸不利，肌肤麻木，形体肥胖。舌质灰，苔腻，脉滑或濡缓。

四、治疗原则

1. 预防为先的治未病原则。

2. 节饮食，调脾胃，畅通气血，荣筋养髓。

3. 适劳作，练功能，滑利关节功能。

4. 补气血，益肝肾，强筋骨。

5. 整体局部兼顾、病症结合的论治原则，辨证分型及分期论治结合。

6. 内外同治的综合治疗原则。

五、特色治疗

（一）辨证选择口服中药汤剂

1. 血瘀气滞证

创伤性股骨头坏死和非创伤性股骨头坏死早期为主。

治法：行气活血、化瘀止痛。

方药：桃红四物汤加减。桃仁、红花、川芎、当归、赤芍、生地、枳壳、香附、延胡索。

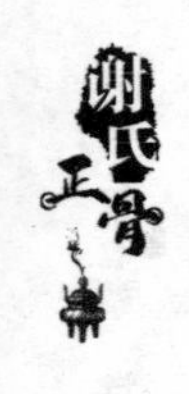

中成药：归红活血丸等。

2. 肾虚血瘀证

以激素性股骨头坏死为主。

治法：补益肝肾、行气活血。

方药：补骨壮筋汤加减。熟地、当归、川牛膝、山萸肉、茯苓、续断、杜仲、白芍、五加皮、红花，丹参、陈皮。

中成药：归红活血丸、参鹿壮骨补肾丸等。

3. 痰瘀蕴结证

以酒精性股骨头坏死为主。

治法：祛痰化湿、活血化瘀。

方药：桃红四物汤合二陈汤加味。茵陈、生姜、半夏、桂枝、白术、茯苓、当归、炙甘草、陈皮、川芎。

中成药：归红活血丸等。

针对服汤剂不方便的患者，谢氏正骨流派独创了股骨头坏死方以补益肝肾、强筋壮骨，其具体方药如下：

西洋参 20 g，黄芪 30 g，当归 20 g，丹参 30 g，川牛膝 25 g，赤芍 10 g，白芍 10 g，鸡血藤 30 g，三七粉 10 g，血竭 6 g，桂枝 10 g，制乳香 10 g，制没药 10 g，玄参 30 g，茯苓 50 g，连翘 15 g，川芎 10 g，延胡索 15 g，水蛭 15 g，葛根 30 g，菟丝子 30 g，骨碎补 30 g，续断 20 g，鹿茸 15 g，狗肾 2 个。

炼蜜为丸，一日 3 次，每次一丸，每丸 8 g。

（二）针灸疗法

采用普针、电针、温针、火针等传统针刺疗法结合患者病情，以局部选穴为主，配以远端的穴位，主要有阿是、环跳、殷门、承扶、风市、委中、承山、承筋、跗阳、足三里、阳陵泉、关元、太溪、悬钟、涌泉等穴。以达到调畅气机、舒经通络止痛之功效。

（三）其他物理疗法

根据病情需要和临床实际，选择蜡疗、中药熏药、奄包等治疗方法以达到温经通络止痛、活血祛瘀之功效。再加用现代康复仪器如立体动态干扰电治疗仪等以达到舒经通络止痛之功用。激光针治疗以消炎止痛。患肢间断性皮牵引以改善髋臼压力等疗法。

（四）手法治疗

大致分为四个阶段：

1. 髋关节局部放松

操作方法：患者可取俯卧位和侧卧位，术者应用中医推拿的揉捏法、滚法和拿法，作用于髋关节周围肌肉软组织臀大肌、臀中肌、梨状肌、髂腰肌、内收肌等。穴位：有环跳、秩边等。术者可应用肘部操作。时间以10分钟为宜。

操作要点：手法要柔和、均匀、持久和有力，以达渗透入里的目的。

注意事项：不可用力过大，以免造成局部软组织水肿、瘀血。

2. 手法牵引下髋关节活动

操作方法：患者仰卧位，术者应用手法牵引可增加髋关节的间隙，同时配合向外、向上、向内和环转髋关节活动。活动范围可根据患者承受力逐渐加大。时间以10分钟为宜。

操作要点：牵引要适度，与患者沟通，逐渐增加牵引力度和活动范围。

注意事项：牵引力度不宜过大，以免损伤膝关节及踝

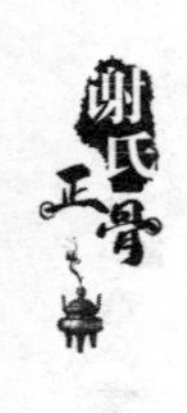

关节。

3. 辅助髋关节活动

操作方法：患者仰卧位和侧卧位，操作者在患者放松的情况下分别辅助患者做屈曲、后伸、内收、外展、内旋、外旋动作，并逐渐加大力度。可根据患者活动受限的程度和方位，相应增加活动的时间。

操作要点：操作前检查患者髋关节功能并阅读 X 线片，了解患者功能受限的情况。操作时由缓到快，由轻到重，逐渐加大活动范围。

注意事项：嘱患者放松，不要紧张；操作时忌力度过猛，损伤髋关节。

4. 放松和自主活动

操作方法：患者仰卧位，在放松的情况下，由操作者指导患者自主做直腿抬高、髋关节屈曲、外展、内收、环转、蹬空屈伸动作。

操作要点：医生必须指导患者正确的活动方法。

注意事项：患者在自主活动中不宜活动过快、过度。

（五）股骨头穿刺减压及小针刀松解术

操作要求：患者完善各项相关检查（血常规、凝血测定、血糖、心电图、髋关节 MRI 等相关检查），无股骨头穿刺减压术及小针刀松解术的禁忌证方可进行此操作。

其具体操作流程（以左侧股骨头坏死为例）：患者仰卧位，以左股骨大转子中点为进针点，常规消毒铺巾，用 1% 利多卡因注射液逐层进行局麻；用腰穿针向上向前各 10° 进针，穿入股骨头髓腔，抽出暗红色血液，注入香丹注射液 2 ml，退针至骨膜外再注入香丹注射液 2 ml，完全退针后，消毒针孔，敷以创可贴。分别选左股骨大转子上方 2 cm、左腹股沟中点外侧 2 cm 偏下 2 cm、大转子至髂后上棘连线中外 1/3、髋关节前方及后方共 5 个压痛部位为小针刀松解点。用 1% 利多卡因注射液每点分别逐层进行局麻，然后用小针刀逐点予以纵行疏通、横行剥离松解，逐点注入香丹注射液 1 ml，分别消毒针孔，敷以创可贴。最后选环跳穴，予以香丹注射液 2 ml 穴位注射。术毕，患者未诉特殊不适，嘱其 3 天内不能让针孔沾水，以防感染。

经验：经治疗后患者疼痛得到明显改善，大大提高生活质量。

（六）康复训练

1. 扶物下蹲法

单或双手前伸扶住固定物，身体直立，双足分开，与肩等宽，慢慢下蹲后再扶起，反复进行 3～5 分钟。

2. 患肢摆动法

单或双手前伸或侧身扶住固定物，单脚负重而立，患肢前屈后伸内收，外展摆动 3～5 分钟。

3. 内外旋转法

手扶固定物，单脚略向前外伸，足跟着地，做内旋和外旋运动 3～5 分钟。

4. 屈髋法

患者正坐于床边或椅子上，双下肢分开，患肢反复做屈膝屈髋运动 3～5 分钟。

5. 抱膝法

患者正坐床边、沙发、椅子上，双下肢分开，双手抱住患肢膝下反复屈肘后拉与主动屈髋运动相配合，加大屈髋力量及

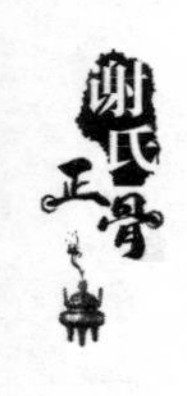

幅度。

6. 开合法

正坐于椅、凳上，髋膝踝关节各成90°角，双足并拢，以双足尖为轴心做双膝外展，内收运动，以外展为主3～5分钟。

7. 蹬车活动法

稳坐于特制自行车运动器械上，如蹬自行车行驶一样，速度逐渐加快，活动10～20分钟。

上述功能锻炼方法应注意以下肢微热不疲劳为度，每次时间因人而异，每天早晚进行锻炼，自动活动为主，被动活动为辅。动作由小到大，由慢到快，循序渐进，贵在坚持，争取早日康复。

（七）原发疾病治疗

积极治疗原发疾病，如肾病、皮肤病等。

第十节 脑梗死（中风）

脑梗死（中风）又称缺血性脑卒中，是指因脑部血液供应障碍，缺血、缺氧所导致的局限性脑组织的缺血性坏死或软化。脑梗死的临床常见类型有脑血栓形成、腔隙性梗死和脑栓塞等，脑梗死占全部脑卒中的80%。与其关系密切的疾病有：糖尿病、肥胖、高血压、风湿性心脏病、心律失常、各种原因的脱水、各种动脉炎、休克、血压下降过快过大等。临床表现以猝然昏倒、不省人事、半身不遂、言语障碍、智力障碍为主要特征。脑梗死不仅给人类健康和生命造成极大威胁，而且给患者、家庭及社会带来极大的痛苦和沉重的负担。本节重点介绍脑梗死恢复期的诊治。

脑梗死恢复期主要症状表现为：头痛、头昏、头晕、眩晕、恶心、呕吐、运动性和（或）感觉性失语，双眼向病灶侧凝视、中枢性面瘫及舌瘫、假性延髓性麻痹，如饮水呛咳和吞咽困难，肢体偏瘫或轻度偏瘫、偏身感觉减退、步态不稳、肢体无力、大小便失禁等。

一、病因病机

（一）病因

脑梗死属于中医“中风”病，中医文献有关“中风”的记载始见于《内经》，唐宋以前，以“外风”学说为主，以

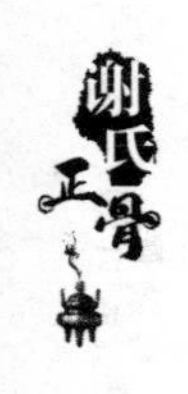

“内虚邪中”立论，唐宋以后以“内风”立论，金元以后则突出了内风、火、痰、虚、气、血的作用。

（二）病机

1. 正衰积损

“年四十而阴气自半，起居衰矣”。年老体弱，或久病气血亏损，元气耗损，脑脉失养。气虚则运血无力，血流不畅，而致脑脉瘀滞不通；阴血亏虚则阴不制阳，内风动起携痰浊、瘀血上扰清窍，突发本病。正如《景岳全书·非风》说：“……卒倒多由昏愦，本皆内伤积损颓败而然……”

2. 劳倦内伤

“阳气者，烦劳则张”。劳顿过度，易使升张，引动风阳，内风旋动，气火俱浮，或兼挟痰浊、瘀血上扰清窍脉络。因肝阳暴张，血气上涌骤然而中风者，病情多重。

3. 脾失健运，痰浊阻络

过食肥甘醇酒，致使脾胃受伤，脾失运化，痰浊内生，郁久内热，痰热互结，壅滞经脉，上蒙清窍；或素体肝旺，气机郁结，克伐脾土，痰浊内生；或肝郁化火，烁津成痰，痰郁互结，携风阳之邪，窜扰经脉，发为本病。此即《丹溪心法·中风》所谓“湿土生痰，痰生热，热生风也”。

4. 五志所伤，情志过极

七情失调，肝失条达，气机郁滞，血行不畅，瘀结脑脉；暴怒，肝阳暴张，或心火暴盛，风火相煽，血随气逆，上冲犯脑。凡此种种，均易引起气血逆行，上扰脑窍而发为中风。尤以暴怒引发本病者最为多见。

二、临床分期

1. 急性期：发病2周以内。

2. 恢复期：发病2周至6个月。

3. 后遗症期：发病6个月以上。

三、诊断要点及诊断方法

（一）诊断要点

1. 中老年。

2. 存在中风危险因素。

3. 无明显诱因下，突然或急性起病的局灶脑功能丧失。

4. 病情进展很少超过24小时，除非为栓子复发。

5. 大多无剧烈头痛或意识障碍，影像学检查可见责任病灶。

（二）症状及体征

1. 脑梗后遗症与恢复期相比，恢复速度及程度较慢。脑梗后遗症主要有偏瘫（半身不遂）、半侧肢体障碍、肢体麻木、偏盲、失语。

2. 脑梗后遗症患者的头晕、头痛突然加重或由间断性头痛变为持续性剧烈头痛。一般认为头痛、头晕多为缺血性脑梗死的先兆，而剧烈头痛伴恶心、呕吐则多为脑梗后遗症的先兆。

3. 偏瘫、半侧肢体障碍、肢体麻木等症状将导致患者无法自理生活，不能自行完成日常的卫生护理，无法穿衣打扮，修饰面容，患者只能卧床，或是坐位，完全改变他们原有的生活。

4. 偏盲、失语、外眼肌麻痹、眼球震颤、语言与个性改变也是脑梗后遗症的判断依据，这些症状使患者发音困难、失语，写字困难，个性突然改变，沉默寡言、表情淡漠或急躁多

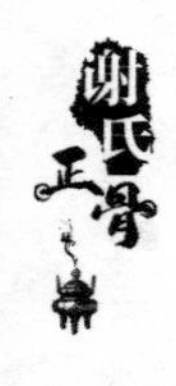

语、烦躁不安，或出现短暂的判断或智力障碍，嗜睡。

5. 交叉性瘫痪、交叉性感觉障碍。脑梗后遗症患者的躯体感觉有所改变，如发作性单侧肢体麻木或无力、手握物体失落，原因不明的晕倒或跌倒，单侧面瘫，持续时间 24 小时以内。

四、特色治疗

（一）辨证选择中药汤剂

1. 风痰瘀阻证

治法：搜风化痰、化瘀通络。

方药：解语丹加减。天麻、胆星、天竺黄、半夏、陈皮、地龙、僵蚕、全蝎、远志、菖蒲、豨莶草、桑枝、鸡血藤、丹参、红花等。

中成药：中风回春丸、华佗再造丸等。

2. 气虚血瘀证

治法：益气养血、化瘀通络。

方药：补阳还五汤加减。黄芪、桃仁、红花、赤芍、归尾、川芎、地龙、牛膝等。

中成药：脑安胶囊、通心络胶囊等。

3. 肝肾亏虚证

治法：滋养肝肾。

方药：左归丸合地黄饮子加减。干地黄、首乌、枸杞、山萸肉、麦冬、石斛、当归、鸡血藤等。

中成药：六味地黄丸、左归丸等。

（二）针灸疗法

1. 运动功能障碍

（1）巨刺法：即健侧取穴的方法。具体选穴、操作方法如下：

基本穴位：选取健侧上、下肢阳明经腧穴。如手三里、外关、合谷、梁丘、足三里、解溪。

操作方法：选用1.5寸30号毫针直刺，按对穴连接电针仪，采用低频连续波，输出强度以患者耐受为度，刺激20分钟。

（2）头针：取顶颞前斜线，顶旁1线，顶旁2线；或采用于氏头穴丛刺针法，取项区、项前区。

操作方法：采用长时间留针间断行针法，可留针3～4小时。一般选用28～30号毫针，常用1～1.5寸*，常规消毒后，常规进针法刺至帽状腱膜下，针后捻转，200次/分钟，每根针捻转1分钟，留针期间进行肢体的功能训练，开始每隔30分钟捻转1次，重复两次，然后每隔两小时捻转1次，直至出针。

2. 语言功能障碍

取穴：取顶颞后斜线下2/5、颞前线。

操作方法：采用长时间留针间断行针法，可留针3～4小时。一般选用28～30号毫针，常用1～1.5寸，常规消毒后，常规进针法刺至帽状腱膜下，针后捻转，200次/分钟，每根针捻转1分钟，留针期间进行语言功能训练，开始每隔30分钟捻转1次，重复两次，然后每隔两小时捻转1次，直至

---

* 针长1寸=3.33 cm，进针寸指中医同身寸。

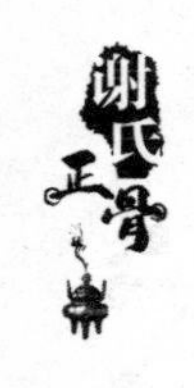

出针。

上述针刺方法疗效欠佳者，可选用语门穴（位于舌尖部），施术前，患者须清洁口腔。取仰卧位，医者立于患者面前，嘱患者伸舌。医者左手以消毒纱布固定患者舌中部，右手持30号3寸毫针由舌尖直刺，进针2~2.5寸至舌根部，以舌根部发胀并以手示意为度出针，出针时嘱患者大叫一声“啊”音。

3. 吞咽功能障碍

（1）上廉泉穴

操作方法：选用2寸30号毫针由上廉泉穴向舌根部透刺1.2~1.5寸（以患者感舌根部酸胀感，并以手示意为度），再提退针分别向金津、玉液穴方向斜刺1.2~1.5寸，针感要求同上，得气后不留针。

（2）以项针及舌三针治疗为主，双侧的风池、天突、人迎、廉泉、舌三针、头针运动区的中下1/3。

操作方法：风池，针向喉结方向进针1.5寸，胀感传至咽部。人迎，直刺1.5寸，取得窒息样针感为佳。舌三针，1.5寸针向咽部直刺，针感强烈。廉泉，当前正中线上，喉结上方，舌骨上缘凹陷处，取得窒息样针感为佳。余穴进针后以得气为度，依照辨证进行补虚泻实操作。

4. 认知功能障碍

取穴：百会、四神聪、智三针（神庭及其左右本神穴）。

操作方法：四神聪、百会、智三针穴进针0.8~1.0寸，捻转得气后留针30分钟，每隔10分钟行针一次。

（三）现代康复技术治疗

1. 运动功能障碍

（1）软瘫期：相当于 Brunnstrom 偏瘫功能分级的Ⅰ～Ⅱ级。其功能特点为中风患者肢体失去控制能力，随意运动消失，肌张力低下，腱反射减弱或消失。软瘫期的治疗原则是利用各种方法提高肢体肌力和肌张力，诱发肢体的主动活动，及早进行床上的主动性活动训练。同时注意预防肿胀、肌肉萎缩、关节活动受限等并发症。

运动治疗：只要病人神志清醒，生命体征稳定，应及早指导病人进行床上的主动性活动训练，包括翻身、床上移动、床边坐起、桥式运动等。若病人不能做主动活动，应尽早进行各关节被动活动训练。

作业治疗：配合运动治疗、物理因子治疗等手段提高患者躯干及肢体的肌力和肌张力，使其尽快从卧床期过渡到离床期，并能独立地完成一部分的日常生活活动，如使用单手技术的方法完成穿脱衣、穿袜子、进食、个人卫生等，恢复一定的自理能力，从而建立和增强回归家庭、重返社会的信心。

对患者及其家属的宣教，尤其是良姿位的摆放，在床上坐位及轮椅坐位时将患侧上肢置于身前视野范围内，不处于抗重力的体位。指导患者完成自我辅助的取上肢活动训练方法，维持肩关节活动范围，避免日后肩部的并发症。

（2）痉挛期：此期相当于 Brunnstrom 偏瘫功能分级的Ⅲ～Ⅳ级。此期的功能特点为肌张力增高、腱反射亢进、随意运动时伴随共同运动的方式出现。治疗重点在于控制肌痉挛、促进分离运动的出现。

功能训练：抑制协同运动模式，训练随意的运动，提高各关节的协调性和灵活性，帮助患者逐渐恢复分离运动。

运动治疗：

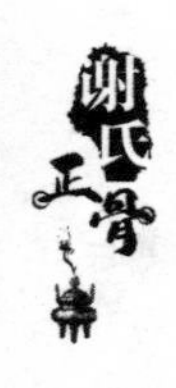

控制肌痉挛：内容包括良肢位的摆放；抗痉挛模式（RIP）训练；针对痉挛可采用牵拉、挤压、快速摩擦等方法来降低患肢的肌张力；Rood技术感觉刺激，可以通过各种感觉刺激抑制痉挛，如轻轻地压缩关节，在肌腱附着点上加压，用坚定的轻的压力对后支支配的皮表（脊旁肌的皮表）进行推摩，持续地牵张，缓慢地将患者从仰或俯卧位翻到侧卧位，中温刺激，不感觉热的局部温浴、热湿敷等。

治疗性训练：坐位平衡训练、站立位平衡训练、步行训练、上下楼梯训练等。

作业治疗：利用负重练习或在负重状态下的作业活动降低患侧上肢的肌痉挛。进行如持球、持棒等动作进行针对协同运动的练习。此外，还可选择抗痉挛的支具。其中常用支具有针对手指屈曲、腕掌屈曲痉挛的分指板，还有充气压力夹板。指导患者将所学的动作应用于日常生活活动，如患侧上肢负重时健侧上肢的洗漱动作、转移动作（从床上坐起、从卧位坐起等）、进食时患侧手固定碗等。加强双上肢活动训练，促进患侧上肢功能改善，提高双上肢协调能力。

（3）相对恢复期：相当于Brunnstrom偏瘫功能分级的Ⅴ～Ⅵ级。此期的功能特点为肌痉挛轻微甚至完全消失，能进行脱离协同模式的自主运动。治疗上应在继续训练患者肌力、耐力的基础上，加强身体协调性的训练和日常生活活动能力的培养，鼓励以小组训练的方式积极参与社会活动。如果放弃或减少功能锻炼，已有的功能极易退化。

功能训练：在继续训练患者肌力、耐力的基础上，以提高身体的协调性和日常生活活动能力为主要原则。训练内容有提高协调性、速度的作业治疗（训练活动与日常生活活动相结合，增加患侧上肢和手的使用量，减少废用对患侧上肢和手的影响）和增强肌力、耐力的运动治疗。

2. 语言功能障碍

语言功能训练。首先区分失语症还是构音障碍。失语症主要表现为听说读写障碍。针对这四方面障碍选择不同的训练内容。如 Schuell 刺激法改善听理解能力等。构音障碍的治疗目的是促进患者发声说话，改善构音器官的功能。如呼吸训练、发音训练等。

3. 吞咽功能障碍

功能训练：吞咽功能训练包括间接训练和直接训练。

间接训练是针对那些与摄食—吞咽活动有关的器官进行功能训练，包括呼吸训练、颈部训练、唇部练习、舌肌和咀嚼肌训练法等，同时配合冰刺激、吞咽电刺激治疗仪刺激咽部肌群。

直接训练则是食用食物同时并用体位、食物形态等代偿手段进行的训练，即摄食训练。

4. 认知功能障碍

功能训练：

（1）注意力训练：主要运用刺激—反应法。如从数字或字母中选择指定的符号及数字；图像或汉字的识别，从电话号码本中找出需要的电话号码，从菜单或分类广告找到指定内容以提高注意的选择性；随治疗师口令转变两种不同的作业以提高注意的转移性等。

（2）记忆力训练：先将 3 ~ 5 张绘有日常生活中熟悉物品的图片卡放在患者面前，告诉患者每卡可以看 5 秒，看后将卡收去，让患者说出所看到的物品的名称，反复数次，成功后增

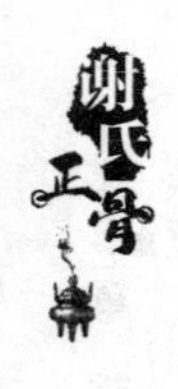

加卡的数目；反复数次，成功后再增加卡的数目。

（3）计算力训练：包括数字认识、数字游戏或作业等。

（4）视觉空间结构能力训练：如临摹各种平面与立体图形，拼七巧板，按图拼积木等。

（5）单侧忽略的训练：①视觉扫描训练，通过促进对忽略的视觉的搜索，来改善忽略。②交叉促进法，健侧上肢越过中线在患侧进行作业。③感觉输入法，对忽略侧进行深浅各种感觉输入刺激。

（四）谢氏按摩治疗

1. 取仰卧位，按摩者站在其右侧，用右手拇指按、揉膻中、中脘、关元等穴。每穴按摩 1 分钟，手法适中。

2. 取仰卧位，按摩者站在其右侧，用两手由上而下捏拿患者瘫痪的上肢肌肉，然后重点按揉和捏拿肩关节、肘关节、腕关节、用左手握住患者的腕部，用右手捋患者的手指，每次 5 分钟。

3. 取俯卧位，按摩者站在其右侧，用两手拇指按揉患者背部脊柱两侧，由上至下进行，并用手掌在背腰部轻抚几遍，每次 5 分钟。

4. 取俯卧位，按摩者站在其右侧，用两手由上而下捏拿患者瘫痪的臀部及下肢后侧肌肉群，抚摩几次，每次 5 分钟。

5. 取坐位，按摩者站在患者的背面，按摩风池、翳风、肩井穴，再按揉肩背部，抚摩几次。

（五）谢氏点穴疗法

1. 下肢瘫痪

选悬钟、承山、阳陵泉、足三里、伏兔、环跳穴。力度同上，用大拇指点悬钟穴。接着点承山、阳陵泉、足三里、伏兔穴，最后是环跳穴，这个穴位相当关键，它相当于下肢的总开关，在点环跳这个穴位时，要用手肘部位来点，在患者感觉难受时开始计时30～40秒钟，在这个过程中，患者同时会感觉到有一股暖流，由环跳一直流到脚指头，如果患者有了这种感觉，此时已经说明患者的下肢经络完全打通，已经开始恢复正常的供血供氧。每个穴位点压8～10秒钟。点环跳30～40秒钟。

2. 上肢瘫痪

选天宗、曲池、内关、外关、合谷穴。力度同上，用大拇指点天宗、曲池、内关、外关、合谷穴。天宗这个穴位相当于上肢的总开关，上肢的经络是否打通，它的感觉和下肢是一样的，在点天宗穴时，也会感觉到有一股暖流从天宗穴位一直流到手指尖，这说明上肢的经络完全打通，也恢复了正常的供血供氧。每个穴位点压8～10秒钟。

（六）谢氏穴位注射疗法

穴位注射法又名“水针法”，是指用注射器的针头代为针具刺入穴位，在得气后注入药液来治疗疾病的方法。它是把针刺与药理及药水等对穴位的渗透刺激作用结合在一起发挥综合效能。

谢氏穴位注射是根据针灸配穴原则进行穴位水针治疗，一般选2～4穴，上肢取穴：肩髃、曲池、手三里、外关；下肢取穴：足三里、阳陵泉、丰隆、悬钟，每个穴位注射0.5～1 ml香丹注射液，上述穴位交替注射。

（七）其他治疗

中频电疗、电动起立床训练、站立架训练、站立训练、咽刺激治疗、气压治疗、手气压治疗、四肢联动等。

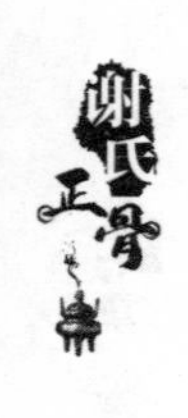

【验案举隅】

患者姓名：李某某，性别：女，年龄：45 岁。

就诊日期：2015 年 12 月 29 日。

发病节气：小寒前 1 周。

主诉：左侧肢体不灵活 1 年。

现病史：患者于 1 年前无明显原因出现左侧肢体不灵活，行走不能，无言语謇涩，伴头昏，无头痛不适无恶心、呕吐，伴口角右歪，无昏迷、意识障碍及二便失禁，无口渴多饮、胸腹不适。在眉山市第一人民医院诊断为“脑梗死、高血压病”，经输液等治疗患者好转，能自行缓慢行走。但一直感咽部堵闷，语声低微，唇舌麻木，口燥而苦，咽干少津，无食欲，口中和，曾服中药 200 余剂，无明显效果。为求进一步诊治，于今日来我院就诊。症见：左侧肢体不灵活，咽部堵闷，语声低微唇舌麻木，口燥而苦，咽干少津，无食欲，口中和。发病以来神清、精神可，纳可、寐可，小便正常，大便干燥，情志正常，体征无明显改变。

既往史：40 年前行“脾脏切除术”，8 年前发现患“痛风性关节炎”经治疗好转。患者 5 年前发现“高血压病”，最高血压“180/100 mmHg”，平时口服“卡托普利片 25 mg tid，硝苯地平缓释片 10 mg bid”控制血压，现口服“马来酸依那普利片 10 mg qd，苯磺酸左旋氨氯地平片 2.5 mg qd”控制血压。否认“肝炎、结核”等传染病史，否认“糖尿病、心脏病”等重大疾病病史，否认外伤及手术史，无输血、中毒史，预防接种史不详。无食物及药物过敏史。

体格检查：T：36.3℃，P：84 次/分，R：20 次/分，BP：160/84 mmHg。神志清楚，面色红润，体型适中，声息正常，步入就诊，查体合作。舌质暗红，舌面干光，脉沉弦细数。定向力、计算力正常。全身皮肤温湿度适中，弹性可，未见黄染、瘀血、蜘蛛痣、肝掌及匙状指（趾）。意识清楚，吐词不清，计算力、记忆力、空间定向力、时间定向力、人物定向力正常，无失用、失认。右利手。粗测嗅觉正常，粗测双眼视力正常，视野无缺损，眼底未查。上眼睑无下垂，双侧瞳孔等圆等大，直径约 0.3 cm，对光反射灵敏，眼位居中，眼球向各方向运动充分，无眼球震颤。双侧咬肌、颞肌无萎缩，咬合有力，张口下颌不偏，左侧颜面部浅感觉减退，角膜反射灵敏，下颌反射无亢进。双额纹对称，双眼闭合有力，左侧鼻唇沟变浅，舌前 2/3 味觉未查。粗测听力正常。双软腭上提有力，悬雍垂居中，舌后 1/3 味觉未查，咽反射存在。双侧转颈耸肩有力。伸舌居中，舌肌无萎缩及震颤。心肺腹（－）。四肢肌容积正常，肌张力正常，双下肢肌力 5 级，双上肢肌力 5 级，指鼻试验、跟膝胫试验（＋），无不自主运动，四肢痛温觉正常，深感觉无障碍。左侧肢体腱反射亢进，双侧 Babinski 征（－）、Chaddock 征（－）、Gondon 征（－）、Oppenheim 征（－），颈阻（－），Kering 征（－），Brudzinski 征（－）。

辅助检查：外院头颅 CT 显示右侧尾状核、额叶脑梗死灶，第四脑室旁钙化灶。

中医诊断：中风—中经络。

证候诊断：肝肾阴亏。

西医诊断：脑梗死后遗症、高血压病 3 级（很高危）。

治法：养阴润燥、活血化瘀。

处方：茺蔚子 15 g，桃仁 10 g，红花 10 g，花粉 10 g，佩兰10 g，麦冬 10 g，石斛 10 g，知母 10 g，玄参 10 g，金果榄

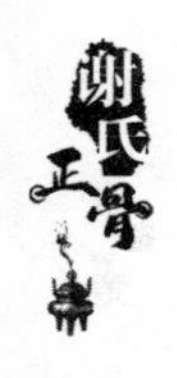

10 g，锦灯笼 10 g，佛手花 10 g，炒麦芽 10 g。7 剂。

二诊：2016 年 1 月 5 日，口苦有所减轻，食欲略增，唾液亦有所增加，说话时仍觉咽部堵闷，午后感觉疲劳。

处方：佩兰 10 g，炒麦芽 10 g，香橼 10 g，枇杷叶 10 g，麦冬 10 g，石斛 10 g，生地 10 g，玄参 10 g，茺蔚子 15 g，桃仁 10 g，红花 10 g，花粉 10 g，知母 10 g，川贝 10 g。7 剂。

三诊：1 月 12 日，未觉有效，考虑为减去金果榄、锦灯笼治标之剂所致，仍当标本兼顾。

处方：青黛 5 g，诃子 10 g，金果榄 10 g，玄参 10 g，麦冬 10 g，佩兰 10 g，桃仁 10 g，红花 10 g，炒麦芽 10 g，知母 10 g，花粉 10 g，香橼 10 g，锦灯笼 10 g。7 剂。

四诊：1 月 19 日，上方药服用第五剂后，症状明显好转，说话清晰有力，一改过去低微音调。口燥、咽干、口舌麻木均大减，咽部堵闷感消失，食欲增进，饮食已有滋味，精神转振，舌质由紫暗而干转为色红，仅舌心尚微粗糙。脉由沉弦细数转为沉缓。根据脉证，显系气机通畅，阴津来复上承，药既中病，治则不变；但可去活血化瘀药，增强益阴生津之力。

处方：炒麦芽 10 g，诃子 10 g，花粉 10 g，金果榄 10 g，玄参 12 g，知母 10 g，麦冬 15 g，青黛 5 g，锦灯笼 10 g，陈皮 10 g。7 剂。

第十一节 面 瘫

面瘫是一种比较复杂的面部疾病，发病原因大多由面部受凉、物理性损伤或病毒入侵所致，面瘫的发病之初表现为面神经发炎，此时还未形成明显的面部症状，随着病情的发展，患者会出现眼角下垂、口眼歪斜等典型的症状表现。因此，对于面瘫的症状一定要加以了解，便于及时地发现这种疾病，从而采取有效的防治措施，防止因治疗不及时而使病情加深。

一、病因病机

《金匮要略》载："歪僻不遂，邪在经络。"明李梴《医学入门》讲："伤风口歪是体虚受风。"清喻嘉言说："口眼歪斜，血液衰固。"正气不足，气血两虚，营卫失调，表阳不固（如神疲乏力，倦怠思卧，项背拘紧，畏寒肢冷，苔白质淡，脉浮紧）是其内因，六淫之邪乘虚而入，多为风寒之邪侵袭头面经络（尤其是熟睡当风）是其外因。一般认为：①病毒感染。②人体抵抗力低下时感受风寒、风热等外邪而发病，正如："风邪入于足阳明、手太阳之经，遇寒则筋急引颊，故使口喎僻，言语不正，而目不能平视。"风寒、风热等外邪入侵机体脉络，导致经络痹阻，气血运行不畅，经脉肌肉失于濡养，经筋纵缓不收而见面瘫诸症。③外周因素等。

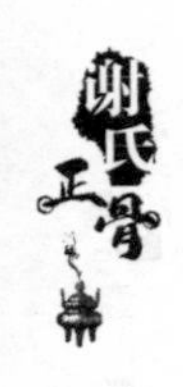

二、临床表现

1. 中枢型

为核上组织（包括皮质、皮质脑干纤维、内囊、脑桥等）受损时引起，出现病灶对侧颜面下部肌肉麻痹。从上到下表现为鼻唇沟变浅，露齿时口角下垂（或口角歪向病灶侧，即瘫痪面肌对侧），不能吹口哨和鼓腮等。多见于脑血管病变、脑肿瘤和脑炎等。

2. 周围型

为面神经核或面神经受损时引起，出现病灶同侧全部面肌瘫痪，从上到下表现为不能皱额、皱眉、闭目、角膜反射消失，鼻唇沟变浅，不能露齿、鼓腮、吹口哨，口角下垂。多见于受寒、耳部或脑膜感染、神经纤维瘤引起的周围型面神经麻痹。此外还可出现舌前2/3味觉障碍，说话不清晰等。

三、诊断与鉴别诊断

多数病人往往于清晨洗脸、漱口时突然发现一侧面颊动作不灵、嘴巴歪斜。病侧面部表情肌完全瘫痪者，前额皱纹消失、眼裂扩大、鼻唇沟平坦、口角下垂，露齿时口角向健侧偏歪。病侧不能做皱额、蹙眉、闭目、鼓气和噘嘴等动作。鼓腮和吹口哨时，因患侧口唇不能闭合而漏气。进食时，食物残渣常滞留于病侧的齿颊间隙内，并常有口水自该侧淌下。由于泪点随下睑外翻，使泪液不能按正常引流而外溢。本病分为周围性和中枢性两种（见面神经麻痹的分型）。其中周围性面瘫发病率很高，而最常见者为面神经炎或贝尔麻痹。平常人们所常说的面瘫，在多数情况下是指面神经炎而言，此类情况比较容易治疗，绝大部分患者经过合理治疗，均可痊愈。因为面瘫可引起十分怪异的面容，所以常被人们称为“毁容病”。

四、治疗方案

（一）针灸治疗

采用循经与面部局部三线法取穴。

1. 体针

（1）急性期

治法：祛风祛邪、通经活络。

第一周：循经取穴，取四肢和头部外周的百会、风池、风府、太冲、合谷等穴位。针刺 0.8～1 寸，百会平补平泻，风府、风池、合谷泻法，太冲补法，留针 30 分钟。

第二周：循经取穴，取头部及面部的百会、风池、风府、太冲、合谷（健侧或双侧）等穴位，刺法同前。取神庭、太阳、下关、翳风、巨髎等，针刺 0.8～1 寸，平补平泻手法，留针 30 分钟。

随症配穴：舌前 2/3 味觉丧失加廉泉；听觉过敏加听宫。

亦可采用阳明经筋排刺，即按照阳明经筋循行路线，每隔 0.5 寸一针，排列成两排（针 8～10 针），留针 30 分钟。

（2）恢复期

治法：活血化瘀、培补脾胃、荣肌养筋。

循经取穴，头部穴位、面部局部三线法取穴。

采用循经取穴配用局部面部外周的百会、风池、风府、太冲、合谷等穴位，刺法同前。取神庭、太阳、下关、翳风、足三里、内庭穴，针刺 0.8～1 寸；神庭、太阳、下关、翳风穴采用平补平泻，足三里、内庭穴采用补法，留针 30 分钟。

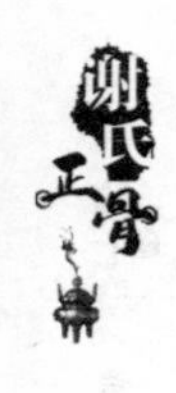

面部局部三线法取穴：从神庭、印堂、水沟至承浆穴，这些穴位在人体面部正中线上称为中线；阳白、鱼腰、承泣、四白、巨髎、地仓穴在面前旁正中一条线上，称为旁线；太阳、下关、颊车穴在面部侧面的一条线上，称为侧线。始终以三条基本线上的穴位为主穴。随症配穴：眼睑闭合不全取攒竹、鱼尾穴，鼻翼运动障碍取迎香穴，颏肌运动障碍取夹承浆穴。针刺0.5～1.5寸，采用平补平泻、间断快速小幅度捻转手法，200转/分，捻转2分钟，间隔留针8分钟，重复3次，留针30分钟。

亦可采用阳明经筋排刺，即按照阳明经筋循行路线，每隔0.5寸一针，排列成两排（针8～10针），留针30分钟。

（3）联动期和痉挛期

治法：培补肝肾、活血化瘀、疏筋养肌、息风止痉。

采用循经取穴配用面部局部三线法取百会、风池、风府、太冲、合谷穴，刺法同前。取神庭、太阳、下关、翳风、足三里、内庭穴，针刺0.8～1寸；神庭、太阳、下关、翳风穴采用平补平泻，足三里、内庭穴采用补法，若面肌跳动选行间、阳陵泉穴，采用泻法；若面肌萎缩则选用脾俞、三阴交穴针灸治疗，采用补法，留针30分钟。若出现倒错或联动，可以采用缪刺法（即在针刺患侧的同时配合刺健侧），根据倒错或联动部位选用太阳、下关、鱼腰、承泣、四白、巨髎、地仓、颊车等穴，还可以配合艾灸或温针灸或者热敏灸治疗。

随症配穴：风寒袭络证加风池、列缺；风热袭络证加大椎、曲池；风痰阻络证加足三里、丰隆；气虚血瘀证足三里、膈俞。

2. 电针

适用于面肌萎软瘫痪者。一般选取阳白—太阳、下关—巨髎、颊车—地仓三对穴位。阴极在外周，阳极在中心部。波形为连续波，频率 1 ~ 2 Hz，输出强度以面部肌肉轻微收缩为度，电针时间约 30 分钟。

3. 灸法

适用于风寒袭络证者，选取太阳、下关、翳风、承浆、阳白、鱼腰、承泣、四白、巨髎、地仓、颊车、印堂、夹承浆等面部穴位，采用温和灸、回旋灸、雀啄灸、温针灸或者热敏灸等方法。每次施灸约 20 分钟。

4. 拔罐

适用于风寒袭络证各期患者。选取患侧的阳白、下关巨髎、地仓、颊车等穴位。采用闪火法，于每个穴位区域将火罐交替吸附及拔下约 1 秒钟，不断反复，持续 5 分钟左右，以患者面部穴位处皮肤潮红为度。每日闪罐一次，每周治疗 3 ~ 5 次，疗程以病情而定。

根据病情，亦可辨证选取面部以外的穴位，配合刺络拔罐治疗。

5. 梅花针治疗

梅花针叩刺，1 次/天。方法：取患侧前额部、颞部、面部、口唇周围、耳垂前、耳后翳风穴，患者仰卧位或侧卧位，用 75% 酒精常规消毒上述部位后，用梅花针直接叩刺，强度刺激以病人能忍耐为主，以右手握针柄，无名指、小指将针柄末端固定于小鱼际处，拇、中二指夹持针柄，示指置于针柄中段上面，叩刺时速度一致，以腕部用力进行有节律叩刺，每分钟约 70 次，叩刺至皮肤潮红，并见隐隐出血为度。

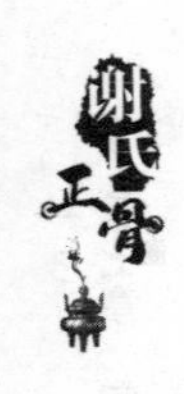

6. 耳穴

选取神门、肾上腺、心、肝等穴，每穴贴王不留行籽，3日一次，3次一疗程。

7. 穴位埋线

穴位埋线疗法是针灸的延伸，即是一种经络疗法。它是将人体可吸收的生物可降解线埋入穴位，达到长效刺激穴位，疏通经络的目的，从而防治疾病的一种现代针灸替代疗法。它弥补了针灸原有的扎针时间短、扎针次数多、疗效不持久、病愈后不易巩固的缺陷。随着科学的发展，以一种动物蛋白载体，医用可降解生物线（常用羊肠线），代替银针埋在穴位中，通过羊肠线对穴位产生持续有效的刺激作用，来达到治疗疾病的目的。

8. 穴位注射

选取体针分期主穴1～2穴，每穴注射丹参注射液或七叶皂苷钠注射液0.5～1 ml，每日一次，10日为一疗程。

9. 静脉滴注中药注射液

可选用具有活血化瘀作用的中药注射液静脉滴注。

（二）辨证选择口服中药汤剂

1. 风寒袭络证

治法：祛风散寒、温经通络。

方药：麻黄附子细辛汤加减。炙麻黄、熟附子、细辛、荆芥、防风、白芷、藁本、桂枝、甘草等。

2. 风热袭络证

治法：疏风清热、活血通络。

方药：大秦艽汤加减。秦艽、当归、蝉蜕、赤芍、金银花、连翘、防风，板蓝根、地龙、生地、石膏等。

3. 风痰阻络证

治法：祛风化痰、通络止痉。

方药：牵正散加减。白附子、白芥子、僵蚕、全蝎、防风、白芷、天麻、胆南星、陈皮等。

4. 气虚血瘀证

治法：益气活血，通络止痉。

方药：补阳还五汤加减。黄芪、党参、鸡血藤、当归、川芎、赤芍、桃仁、红花、地龙、全蝎、僵蚕。

（三）推拿治疗

1. 枕额肌额腹

患者或他人用拇指或示指指腹沿着枕额肌额腹的方向从眉弓向头顶及从头顶向眉弓方向轻轻地按摩。按摩时可以轻轻地从眉弓处向头顶发际处推拉，或缓慢地揉搓。

2. 眼轮匝肌

大部分患者表现为闭眼功能障碍及流泪。主要原因是眼轮匝肌不能有效地收缩，将眼轮匝肌从凸出的眼球上方拉下闭合。先让患者闭眼后，再用指腹沿着上下眼睑或眶下缘间的凹陷处按摩。在上、下眼睑上从内向外，再从外向内轻轻地推拉，有助于上眼睑功能恢复。这种方法亦有助于闭眼。一般周围性面瘫主要表现为上眼睑闭合障碍。重度病变型面瘫，可以出现下眼睑上提障碍。个别患者出现下眼睑轻度外翻，主要由于面瘫后下眼睑松弛所致。亦可采用上述手指推拉的方法治疗。嘱患者闭眼，用拇指及示指的指腹，分别沿着下眼睑皮肤从内向外，再从外向内轻轻地推拉。个别的患者在面部表情肌大部分恢复后，遗留上眼睑闭合不全，采用此方法按摩治疗，可避免或减轻恢复后的眼睑挛缩。

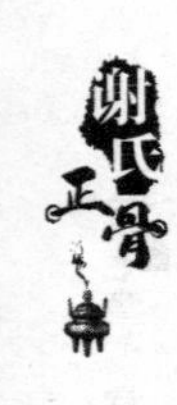

3. 提上唇肌

提上唇肌又称上唇方肌，起源于眶下孔上方、眶下缘的上颌部，此处位于眼轮匝肌的深部。提上唇肌的一部分肌纤维向下进入上唇外侧皮肤，其他纤维与口轮匝肌纤维交织。因此，按摩时应在患侧的上口轮匝肌向鼻翼旁及颧部按摩，然后沿着鼻唇沟或口角上向颧部按摩。用拇指或示指和中指指腹按揉颧部或沿着肌肉方向推拉按摩治疗。

4. 颧肌

颧肌分为颧大、小肌，起于颧骨止于口角。主要上提及向外拉口角，可沿着肌纤维，由口角旁向颧骨方向推拉或按揉。

5. 口轮匝肌

上口轮匝肌：用示指及拇指的指腹，沿着患侧口角向人中沟方向，然后沿着人中沟向口角方向按摩。下口轮匝肌：用示指及拇指指腹，沿着患侧口角向中心方向，然后再向患侧口角方向按摩。

6. 下唇方肌

用拇指指腹从口角下方向内侧及向下轻轻按摩、推拉，有助于下唇方肌、颏肌、三角肌功能的恢复。

（四）康复治疗

患侧面部表情肌出现运动后，进行有效的表情肌康复训练可明显地提高疗效。面瘫时主要累及的表情肌为枕额肌额腹、眼轮匝肌、提上唇肌、颧肌、提口角肌、口轮匝肌和下唇方肌。进行这些主要肌肉的功能训练，可促进整个面部表情肌运动功能恢复正常。

五、治疗中的注意事项

1. 风热证禁灸。

2. 初期不宜强刺激，炎症期不宜使用电针，否则引起面肌痉挛。

3. 后期可使用透刺。

4. 面神经麻痹有周围性和中枢性两种，应注意鉴别。

5. 本病初起时针刺不宜过强，刺激过强可能导致面肌痉挛。选穴以邻近取穴和远道穴位配合使用。

六、治疗体会

1. 早期治疗非常重要，一般3天内症状达到高峰。发病3天以内为最佳治疗时机。若治疗不当，有的仅仅一两个月面部肌肉就开始缓慢萎缩（有少数病例病情迁延多年面部肌肉都不萎缩，后来却突然萎缩）。一般的急性期病情是进行性加重的，即使用药对症也不易遏制病情。在急性期若用药准确及时，一进入恢复期很快就能彻底恢复到正常。

2. 面瘫治疗需要一个比较长的过程，有的患者认为症状好转就停止了治疗，其实受损的面神经并没有修复，面部的一些动作还是有障碍。

3. 面瘫侧睑裂大小为面神经损害程度的重要表现与预后相关程度最大。睑裂越大，眼轮匝肌瘫痪越重，面神经损害越甚，预后越差。故观察面瘫侧睑裂大小为预测预后方便可靠的指标。面瘫风寒袭络证者，机体无明显热象，面神经炎症可能不严重，预后好；风热袭络证者出现苔黄的热象，面神经炎症可能明显，预后不如风寒袭络证好；因外伤或手术，导致面神

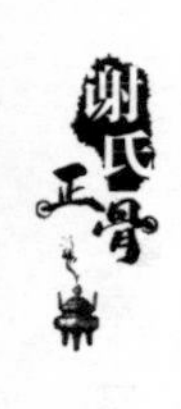

经严重损伤，预后最差。

4. 辨证用药，重在扶正、活血、化瘀、通络。在中医辨证施治的原则指导下，特别是结合针灸、理疗（局部热敷、红外线、激光疗法、TDP）等治疗措施，既可防止后遗症，又对已发生的后遗症有显著治疗作用。

5. 急性期至少应休息一周，面部局部保暖防风，眼部用眼药水（膏）保护，预防感染。此外，面瘫患者应注意不能用冷水洗脸，避免直接吹风，注意天气变化，及时添加衣物，防止感冒。天寒外出、旅游、乘车吹空调时注意预防面部及耳根受凉。

【验案举隅】

患者姓名：刘某某，性别：女，年龄：64 岁。

就诊日期：2016 年 8 月 4 日。

发病节气：立秋前 3 天。

主诉：左侧口眼歪斜 4 天。

现病史：患者于 4 天前迎风后出现左侧口眼歪斜，流泪，左额纹变浅，左眼睑闭合乏力，鼓腮漏气，吹口哨不能，伴左耳周疼痛，不伴头痛、恶心、呕吐、四肢麻木无力、舌体歪斜、意识障碍、肢体抽搐、大小便失禁，无恶寒、发热、出汗、心慌、胸闷等不适。在外口服中药（具体用药不详）等治疗好转不明显。为求进一步诊治于今日来我院就诊。症见：左侧口眼歪斜，流泪，左额纹变浅，左眼睑闭合乏力，鼓腮漏气，吹口哨不能，伴左耳周疼痛。发病以来：神清、精神可、纳可、寐可、大小便正常，情志正常，体重近期无明显增减。

既往史：2 年前患脂肪肝经治疗已愈。否认糖尿病、高血压病、冠心病病史，否认肝炎、结核等传染病史，无手术、外伤史，无输血、中毒史，预防接种史不详。

过敏史：患者诉对虾过敏，无其他食物及药物过敏史。

体格检查：T：36.4℃，P：78次/分，R：20次/分，BP：110/70 mmHg。神志清楚，面色红润，体型适中，声息正常，步入病房，查体合作。舌淡红，苔白，脉浮紧。头颅五官无畸形，心、肺、腹阴性，肝脾肋下未扪及，肝肾区无叩痛。意识清楚，言语流利，计算力、记忆力、空间定向力、时间定向力、人物定向力正常，无失用、失认及失语。右利手。粗测嗅觉正常，粗测双眼视力正常，视野无缺损，眼底未查。上眼睑无下垂，双侧瞳孔等圆等大，直径约0.3 cm，对光反射灵敏，眼位居中，眼球向各方向运动充分，无眼球震颤。双侧咬肌、颞肌无萎缩，张口下颌不偏，颜面部痛刺激对称存在，下颌反射无亢进。左额纹变浅，皱眉差，左眼闭合较右侧乏力，可完全闭合，左侧鼻唇沟变浅，鼓腮时，左侧口角漏气，双面部浅感觉对称正常。粗测听力正常。双软腭上提有力，悬雍垂居中，舌前2/3味觉减退，双侧咽反射存在。左侧乳突区无压痛。双侧转颈耸肩有力。伸舌居中，舌肌无萎缩及震颤。四肢肌容积正常，肌张力正常，四肢肌力5级。双侧肢体痛刺激对称存在，深感觉无障碍。四肢腱反射对称（++），颈阻（-），Kering（-），Brudzinski征（-）。生理反射引出，病理征未引出。

辅助检查：头颅CT显示颅内未见明显异常。心电图显示窦性心律，正常心电图。

中医诊断：面瘫。

证候诊断：风痰阻络。

西医诊断：左侧面神经炎。

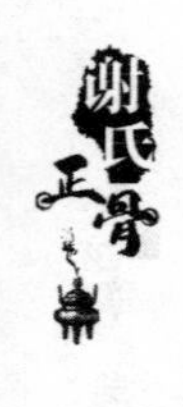

治法：祛风散寒、化痰通络。

处方：桂枝10 g，川芎10 g，麻黄10 g，制白附子15 g（先煎1小时），人参10 g，防风10 g，黄芩10 g，汉防己12 g，甘草10 g，杏仁10 g，生姜10 g。5付。

针灸配穴：患侧太阳、阳白、颊车、迎香、夹承浆、地仓、翳风穴。双侧合谷、列缺、太冲穴。

二诊：8月9日，症俱轻，但仍无汗，将上方麻黄、生姜加量至15 g。2付。

三诊：8月11日，诉前晚服药后汗出，昨天晨起后眼部不适好转，继续服前方药5付，针灸。

四诊：8月16日，症状明显减轻，为巩固疗效，坚持服药及针灸至30日。

第十二节　腰椎间盘突出症

腰椎间盘突出症，是指因腰椎间盘各部分（髓核、纤维环及软骨板），尤其是髓核，有不同程度的退行性改变后，在外力因素作用下，椎间盘的纤维环破裂，髓核组织从破裂之处突出（或脱出）于后方或椎管内，导致相邻脊神经根遭受刺激或压迫，从而产生腰部疼痛，一侧下肢或双下肢胀痛麻木等一系列临床症状。属于中医痹证范畴。

一、病因病机

（一）病因

1. 感受外邪：风寒湿热等。
2. 劳伤肾气：房事不节、劳役伤气等。
3. 七情内伤：失志气阻、忧怒所伤等。
4. 闪挫坠堕：因坠落、跌打伤或急性腰扭伤迁延所致等。

（二）病机

肝肾不足，筋骨不健，复受扭挫，或感风寒湿邪，经络痹阻，气滞血瘀，不通则痛。病延日久，则气血益虚，瘀滞凝结而缠绵难愈。病位主要在肾。中医主要分为血瘀气滞证、寒湿痹阻证、寒胜痛痹证、湿热痹阻证、肝肾亏虚证。

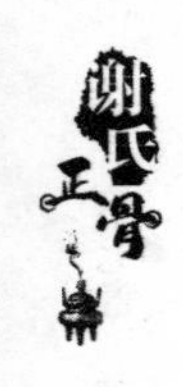

二、临床分期及临床表现

腰椎间盘突出症的临床分期分为三个阶段：急性期、缓解期和康复期。

（一）急性期

腰腿痛剧烈，活动受限明显，不能站立、行走，肌肉痉挛。

（二）缓解期

腰腿疼痛缓解，活动好转，但仍有痹痛，不耐劳。

（三）康复期

腰腿痛症状基本消失，但有腰腿乏力，不能长时站立、行走。

三、诊断要点

腰椎间盘突出症的诊断主要依靠患者的主诉、病史、临床症状和体征及辅助检查。其要点如下：

1. 多有腰部外伤、慢性劳损或寒湿史。大部分患者在发病前多有慢性腰痛史。

2. 常发于青壮年。

3. 腰痛向臀部及下肢放射，腹压增加（如咳嗽、喷嚏）时疼痛加重。

4. 脊柱侧弯，腰椎生理弧度消失，病变部位椎旁有压痛，并向下肢放射，腰部活动受限。

5. 下肢受累神经支配区有感觉过敏或迟钝，病程长者可出现肌肉萎缩。直腿抬高或加强试验阳性，膝、跟腱反射减弱或消失，拇指背伸力可减弱。

6. X线摄片检查：脊柱侧弯、腰生理前凸变浅，病变椎间隙可能变窄，相应边缘有骨赘增生。CT或MRI检查可显示椎间盘突出的部位及程度。

四、特色治疗

谢氏认为，外治的同时注重内部的调理，因此，内治法显得很重要，数代人的经验总结，形成了一系列的内治验方、成药，部分已作为院内制剂大量应用，如归红活血丸、三七通痹丸、参鹿壮骨补肾丸等。

（一）辨证选择口服中药汤剂

1. 血瘀气滞证

治法：行气活血、祛瘀止痛。

方药：身痛逐瘀汤加减。川芎、当归、五灵脂、香附、甘草、羌活、没药、牛膝、秦艽、桃仁、红花、地龙等。

院内制剂：归红活血丸。

2. 寒湿痹阻证

治法：温经散寒、祛湿通络。

方药：独活寄生汤加减。独活、桑寄生、杜仲、牛膝、党参、当归、熟地、白芍、川芎、桂枝、茯苓、细辛、防风、秦艽、蜈蚣、乌梢蛇等。

加减：寒重者，加制川乌、麻黄；湿重者，加泽泻、防己。

院内制剂：三七通痹丸。

3. 寒胜痛痹证

治法：散寒宣痹、温经止痛。

方药：乌头汤加减。制川乌（另包先煎2小时）、麻黄、

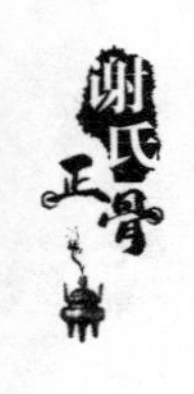

芍药、黄芪、甘草（加减：可加川芎、细辛、独活等）。

4. 湿热痹阻证

治法：清利湿热、通络止痛。

方药：大秦艽汤加减。川芎、独活、当归、白芍、地龙、甘草、秦艽、羌活、防风、白芷、黄芩、白术、茯苓、生地、熟地等。

中成药：络痹通颗粒。

5. 肝肾亏虚证

治法：补益肝肾、通络止痛。

阳虚证方药：右归丸加减。山药、山萸肉、杜仲、附子、桂枝、枸杞、鹿角胶、当归、川芎、狗脊、牛膝、续断、桑寄生、菟丝子等。

阴虚证方药：虎潜丸加减。知母、黄柏、熟地、锁阳、龟甲、白芍、牛膝、陈皮、当归、狗骨等。

院内制剂：参鹿壮骨补肾丸。

（二）手法治疗

1. 治疗原则

明确适应证与禁忌证。

（1）适应证：谢氏认为，绝大多数腰椎间盘突出症患者可进行手法治疗，排除禁忌证即可。

（2）禁忌证

第一，影像学示巨大型、游离型腰椎间盘突出症，或病情较重，神经有明显受损者，慎用手法治疗。

第二，体质较弱，或者孕妇等。

第三，患有严重心脏病、高血压、肝肾等疾病患者。

第四，体表皮肤破损、溃烂或皮肤病患者；有出血倾向的血液病患者。

2. 治疗方法

（1）急性期：一般指发病1周内，症状多较重，表现为腰骶部及下肢部剧烈疼痛，腿痛重于腰痛，直腿抬高50°以下，腰僵，痛性跛行，行走在200 m以内，严重者不能下床，生活不能自理。

治则：缓急止痛、解痉。

治疗手法：①患者俯卧位，两膝伸直，两手放于体侧，腰部尽量放松。医者立于一侧，点按环跳、承扶、殷门、委中、承山穴各1分钟。②沿腰背部及下肢膀胱经涂以少量舒筋酒，医生由肝俞平推至下髎，继而两手分别沿一侧臀部，下肢后外侧平推至足跟，反复5~7遍。③医生用前臂着力，按揉腰背部，上下往返5~7次，然后重点按揉腰骶部，直至患者处有温热感，疼痛减轻。④患者仰卧位，点按其患侧太溪、解溪、足三里、风市、冲门诸穴，以有酸胀感为宜；然后摇下肢诸关节，轻轻牵抖双下肢。⑤轻拍腰骶、下肢，结束手法。

（2）缓解期：一般发病在1个月之内，经早期治疗，腰腿痛减轻，腰椎活动度改善，直腿抬高可达50°~70°，行走在500 m以内，生活部分自理。

治则：调整突出物与神经根的关系，松解粘连。

治疗手法：①患者俯卧位，腰部及下肢放松，于腰、臀部及下肢用揉法或掌根按揉法操作6~10遍。②患者俯卧位，按压、弹拨夹脊穴和背俞穴。操作时应上下移动，有条索状物时，适当延长时间至其软化，不宜用力过大。使腰部肌肉放松，有温热感为佳。③患者俯卧位，做拔伸法，双手掌根重叠按压患椎棘突或压痛最明显处。操作时嘱患者放松，下按时呼

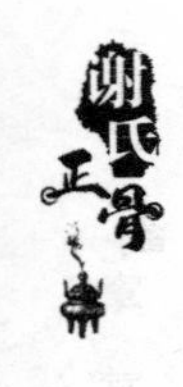

气，放松时吸气，连续20～30次。④患者俯卧位，做下肢后伸扳法。操作时先扳一侧再扳对侧，亦可同时扳两下肢。⑤患者侧卧位，做腰部斜扳法。先扳患侧，再扳健侧，可反复数次。⑥患者仰卧位，做患肢直腿抬高法。⑦按揉、弹拨患侧秩边、环跳、承扶、委中、阳陵泉、足三里、承山、解溪、昆仑等穴；后于患侧腰、臀、下肢施以揉法。⑧患者俯卧位，施擦法于腰部，透热为度。

（3）康复期：病程多在1个月以上，仍有腰部或下肢酸胀不适或麻木感。

治则：行气活血，加强脊柱稳定性。

治疗手法：①患者俯卧位，按揉患侧腰骶、臀、下肢。②拿捏腰臀、下肢酸胀或麻木部位。③患者仰卧位，做屈髋屈膝法。④患者仰卧位，做患肢直腿抬高。⑤患者俯卧位，按揉肾俞、命门、秩边、委中、承山等穴，用揉法操作于腰、臀、下肢。⑥患者俯卧位，腰臀、下肢后侧涂以舒筋酒，施用擦法。⑦用拍法施术腰骶下肢，结束手法。

谢氏特色点穴手法：谢氏认为，点穴部位的选择很重要，持续时间很重要。谢氏常选病变椎间隙旁开1～1.5 cm处，并且在点压时有明显下肢放射症状的部位，操作时力量渗透，持续时间常在1分钟以上，病人有明显的下肢放射胀感，疼痛明显者不适合。该手法急性期不能使用。

（三）针灸治疗

主要穴位采用腰椎夹脊穴、膀胱经穴和下肢坐骨神经沿线穴位，可辅助脉冲电治疗。急性期每日针1次，以泻法为主；缓解期及康复期可隔日一次，以补法泻法相互结合，配合患者四型辨证取穴。

五、健康保健

腰部医疗体育保健操的锻炼，避免久坐久站，避免腰部外伤，避免风寒、潮湿。

保健操可明显增强患者腰腹肌肌力和腰部协调性，增加腰椎的稳定性，有利于维持各种治疗的疗效。急性期过后，即开始腰背肌运动疗法，主要有：

1. 游泳疗法

可每日游泳 20～30 分钟，注意保暖，一般在夏季执行。

2. 仰卧架桥

仰卧位，双手叉腰，双膝屈曲致 90°，双足掌平放床上，挺起躯干，以头后枕部及双肘支撑上半身，双足支撑下半身，呈半拱桥形，当挺起躯干架桥时，双膝稍向两侧分开。每日两次，每次重复 10～20 次。

3. “飞燕式”

患者俯卧。依次以下动作：①两腿交替向后做过伸动作；②两腿同时做过伸动作；③两腿不动，上身躯体向后背伸；④上身与两腿同时背伸；⑤还原，每个动作重复 10～20 次。

【验案举隅】

患者张某，男，57 岁，因反复腰痛伴右下肢痛麻 3 年于 2019 年 1 月 1 日就诊。症见：腰痛伴右下肢痛，呈间断性胀痛，久坐久站久走加重，并感右小腿麻木；腰腿部冷痛重着，转侧不利，痛有定处，虽静卧亦不减，日轻夜重，遇寒痛增，得热则减。查体：腰部活动度前屈 60°，后伸 15°，左右侧弯各 15°，左右旋转各 15°。腰肌痉挛，腰 3～骶 1 椎叩痛，椎旁压痛，无放射痛，右臀压痛，右大小腿后侧、外侧压痛，右大

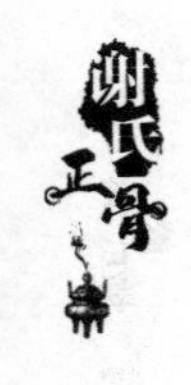

腿内侧压痛；肌张力正常，无肌萎缩，各腱反射正常，右直腿抬高试验60°（+），加强试验（+），右4字试验（-），右屈髋试验（-），仰卧挺腹试验（+），屈颈试验（-），弓弦试验（-），右股神经牵拉试验（-），右侧梨状肌紧张试验（-），右下肢肌力正常，右小腿外侧及足背浅感觉减退。舌淡红，苔薄白，脉弦紧。腰椎MRI（2018.12.21）示腰椎退变。腰3椎体Ⅰ°滑脱。腰2~骶1椎间盘变性，腰2~5椎间盘膨出，以腰4~5椎间盘明显。

诊断：腰椎间盘突出症。

证型：寒湿痹阻证。

治法：祛风散寒除湿、疏经通络。

处方：独活寄生汤加减。

独活18 g，桑寄生15 g，酒炙乌梢蛇10 g，淫羊藿20 g，威灵仙20 g，防己12 g，黄芪30 g，炙甘草6 g，白术12 g，姜厚朴15 g，炒苍术15 g，薏苡仁20 g，通草15 g，砂仁15 g（后下），秦艽15 g，当归18 g，桂枝25 g，细辛6 g，羌活15 g，僵蚕10 g。

3剂，水煎服，每日一剂，分3次饭后服。

同时予以温针治疗散寒除湿通络，予腰椎整脊手法调整紊乱的关节。

二诊：2019年1月7日，患者腰腿痛麻木明显减轻，但有下肢发冷现象，舌质淡，苔薄白，脉沉紧。上方加熟附片50 g，继服3剂。

三诊：2019年1月11日，患者腰腿疼痛及下肢发冷症状明显减轻，但仍有发冷现象，继续守方再服6剂。

按语：中医理论认为本病发病以肾虚为本，“风、寒、湿”兼夹外邪是腰痛的主要成因，“风”为百病之长，虽可单独致病，但多夹杂“寒”“湿”成“痹”。正如《素问·痹论》曰：“风寒湿三气杂至，合而为痹，风气甚者为行痹，寒气甚者为痛痹，湿气甚者为著痹也”，明确指出了风寒湿等外邪的侵袭与本病的发病关系密切。因久居湿地，劳动后出汗过多或劳汗当风、冒雨涉水、衣着湿冷等感受寒湿之邪，寒性凝滞收引，湿邪黏聚不化，致使腰腿经脉受阻，气血运行不畅，因而发生腰腿疼痛。《金匮要略·五脏风寒积聚病》记载了“肾着”“其人身体重，腰中冷，如坐水中，腰以下冷痛，腹重如带五千钱”，是为寒湿内侵所致。

谢氏认为，腰痛乃肾中阳气不足，而阴气盛也。腰为肾之府，先天元气之所寄也。元气足则腰痛之疾不发作。元气亏虚，肾藏之阴气盛，寒湿丛生，气为之滞，故痛作。治疗时，培补元气乃治本之要也。

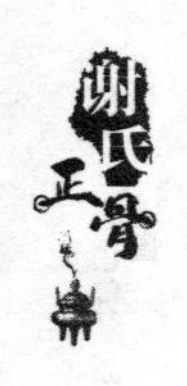

第十三节　腰背肌筋膜炎

腰背肌筋膜炎，是指因寒冷、潮湿、慢性劳损使腰背部肌筋膜及肌组织发生水肿、渗出及纤维变性而出现的一系列临床症状。腰背肌筋膜炎是以腰背部弥漫性钝痛，尤以两侧腰及髂嵴上方更为明显为主要症状的常见病症。本病的好发年龄在50岁左右，女性发病率略高于男性，多见于体力劳动者。如得不到有效的治疗，有可能严重影响腰背部的功能活动。腰背部可有广泛压痛，并向臀部及下肢部放射，还可出现不同程度的腰肌萎缩。

一、病因病机

（一）病因

1. 正气不足，精血亏损，素体虚弱，腠理不密，卫外不固，风寒湿热之邪乘虚侵袭，使肌肉、关节、经络、经筋痹阻所致。

2. 饮食不调，恣食生冷，痰浊内生，阻滞经脉。

3. 七情郁结，气滞血瘀，阻滞经脉。

4. 腰部外伤，局部气血瘀滞，失于荣养，营卫不合，易感受风寒湿热外邪侵袭，发为腰部痹病。

（二）病机

风寒湿热外邪侵入人体，闭阻经络，气血运行不畅，不通则痛，加之正气不足，精血亏虚，不荣则痛这是腰背肌筋膜炎发病的根本病机。风寒湿痹、风湿热痹阻，一般发病较急，以腰椎关节、肌肉、筋骨疼痛、活动受限等为发病特点。病位在腰背部肌肉、经络、关节，与肝、脾、肾关系密切。腰背肌筋膜炎发病约在50岁，该病虚、邪、痰、瘀并见。初、中期以风寒湿热和痰浊血瘀为主，后期则气阴虚、肝肾虚与瘀血、痰湿胶着在一起，虚实相间，以虚证为主。

二、临床表现

主要临床表现为腰背部弥漫性钝痛，尤以两侧腰肌及髂嵴上方更为明显。局部疼痛、发凉、皮肤麻木、肌肉痉挛和运动障碍。疼痛特点是：晨起重，日间轻，傍晚复重，长时间不活动或活动过度均可诱发疼痛。病程长，且因劳累而发作。查体时，患部有明显的局限性压痛点。触摸此点可引起疼痛和放射痛。有时可触到肌筋膜内有结节状物，此结节成为筋膜脂肪疝。

三、诊断要点

腰背肌筋膜炎的诊断主要依靠患者的主诉、病史、临床症状和体征。其要点如下：

1. 中老年人，特别是50岁左右者，常为腰背部。

2. 可有外伤后治疗不当、劳损或外感风寒等病史。

3. 腰背部酸痛、肌肉僵硬发板、有沉重感，疼痛常与天气变化有关，阴雨天及劳累后可使症状加重。

4. 腰背部有固定压痛点或压痛较为广泛，背部肌肉僵硬，沿竖脊肌走行方向常可触到条索状的改变。

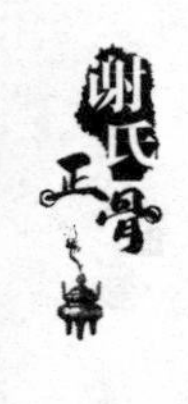

5. 腰部活动受限、肌肉痉挛，部分患者有明确的疼痛扳机点。

6. 日常生活活动试验表明，患侧弯腰、转身等日常活动明显受限。

7. 晚期由于疼痛和失用性萎缩，局部肌肉可出现萎缩，以腰肌最为明显。

8. X 线、CT、MRI 检查无阳性体征。

四、特色治疗

谢氏认为，外治的同时注重内部的调理，因此，内治法显得很重要，数代人的经验总结，形成了一系列的内治验方、成药，部分已作为院内制剂大量应用，如归红活血丸、三七通痹丸、参鹿壮骨补肾丸等。

（一）辨证选择口服中药汤剂

1. 风寒湿阻型

腰部疼痛板滞，转侧不利，疼痛牵及臀部、大腿后侧，阴雨天气加重，伴恶寒怕冷。舌淡苔白，脉弦紧。

治法：祛风散寒、除湿通络。

方药：舒筋活血汤加减。独活、羌活、防风、荆芥、当归、续断、青皮、牛膝、杜仲、红花、枳壳等。

2. 湿热蕴结型

腰背部灼热疼痛，热天或雨天加重，得冷稍减或活动后减轻；或见发热、身重，口渴、不喜饮。舌红、苔黄腻，脉濡数或滑数。

治法：清热除湿、舒筋止痛。

方药：四妙散加减。苍术、黄柏、牛膝、薏苡仁、川芎等。

3. 气血凝滞型

晨起腰背部板硬刺痛，痛有定处，痛处拒按，活动后减轻。舌暗苔少，脉涩。

治法：活血化瘀、行气止痛。

方药：身痛逐瘀汤加减。秦艽、川芎、桃仁、红花、甘草、羌活、没药、当归、灵脂（炒）、香附、牛膝、地龙等。

4. 肝肾亏虚型

腰部隐痛，时轻时重，劳累后疼痛加剧，休息后缓解。舌淡苔少，脉细弱。

治法：补益肝肾、强筋壮骨。

方药：补肾壮筋汤加减。当归、熟地、牛膝、山茱萸、茯苓、续断、杜仲、白芍、青皮、五加皮等。

（二）中成药治疗

我院将腰腿痛特定中医处方编名，制成蜜丸，三七通痹丸、归红活血丸、参鹿壮骨补肾丸便于口服。

（三）外治法

1. 手法治疗

（1）操作方法：患者俯卧位，由足太阳膀胱经自上而下，施行揉按和滚法。点按肾俞、腰阳关、八髎和腰痛区阿是穴。双手拇指在激痛点上反复揉按，如果触及筋结或筋束，可用捏拿、分筋、弹拨、掐揉等手法松解，恢复其舒缩功能。术者以掌根或小鱼际肌着力，在患者腰骶部施行揉摸手法，从上而下，反复进行3~5次，使腰骶部感到微热为佳。隔日1次，7次一疗程。

（2）注意事项：急性期或体质较弱，或孕妇；患有严重

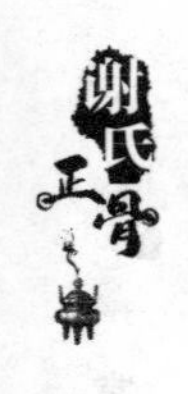

心脏病、高血压、肝肾等疾病患者；体表皮肤破损、溃烂或皮肤病患者；有出血倾向的血液病患者等忌用或慎用手法。

2. 外用中药

（1）中药熏蒸（熏洗）：以中药热熏洗腰背部。推荐方药及用法如下：熏洗汤加减。透骨草、伸筋草、归尾、寻骨风、川断、海桐皮。根据辨证适当加减。上药加水 1 500 ml 浸泡 1 小时，文火煎开 10 分钟后备用。采用自动熏蒸床熏洗患处，温度以患者能耐受为宜。每次 30 分钟，每日 1 次，10 天为一疗程。注意事项：重症高血压、心脏病、急慢性心功能不全者、重度贫血、动脉硬化症、心绞痛、精神病、青光眼等；饭前饭后半小时内、饥饿、过度疲劳；妇女妊娠及月经期；急性传染病；有开放性创口、感染性病灶、年龄过大或体质特别虚弱的人禁用中药熏蒸（熏洗）。

（2）中药贴敷：根据病情需要，选用具有祛风散寒、通络止痛作用的中药膏外敷。

3. 穴位注射疗法

用当归注射液或香丹注射液循经取穴或痛点注射。

4. 针灸治疗

针刺阿是、肾俞、腰阳关、委中、昆仑等穴，亦可使用电针，或配合艾灸。

5. 拔罐疗法

（1）操作方法：俯卧位，暴露拔罐部位，薄薄涂上凡士林油膏。用血管钳夹取 95% 酒精棉球，点燃。左手持罐，罐口向下，右手持燃有酒精棉球之血管钳，迅速伸入罐内绕一圈，立即抽出，同时将罐叩按在所选穴位上，如肾俞、腰阳关、八髎和腰痛区阿是穴等。待罐内皮肤隆起并呈红紫现象，留置10～15分钟。起罐时，左手按住罐口皮肤，右手扶住罐体，空气进入罐内，火罐即可脱落。隔日一次，7次为一疗程。

（2）注意事项：皮肤过敏或溃疡破损处；孕妇、月经期或有出血倾向者；有严重心脑疾患或脏器衰竭以及精神病患者；糖尿病患者有肢体缺血或软组织感染倾向者等，忌用拔罐治疗。

6. 走罐疗法

走罐主要适合于各类原因导致的腰背部肌肉无菌性炎症。走罐治疗是在罐口及病变部位涂以适量润滑剂，借热力排去其中空气，产生负压，使之吸着于皮肤，然后，用手推动杯罐在病变部位来回滑动，从而使皮肤产生潮红或瘀血现象，改善局部微循环，以防治疾病的一种方法。本疗法由古代拔罐疗法发展而来，为拔罐疗法中的一种，又可称为推罐疗法，现代应用较为广泛。

走罐疗法一般分为局部走罐和循经络走罐两种。

（1）局部走罐：以病变部位为中心，进行较小范围的上、下、左、右旋转推行。

（2）循经走罐：以与病变相关联的经脉为主，进行较大范围的循经走罐治疗。即循经过腰部的督脉经和膀胱经作上下往返移动的走罐治疗。

（二）其他疗法

1. 物理治疗

根据病情需要，可选用红外线、超短波、TDP、超声脉冲电导治疗仪、中药离子导入仪、蜡疗等。

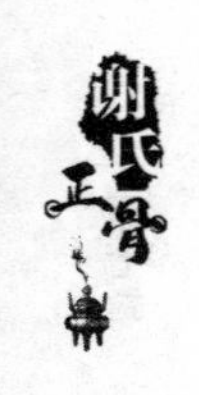

2. 铍针治疗

（1）操作方法

定位：患者触诊寻找压痛点或筋结点，用指端在皮肤垂直向下做“十”字压痕，注意“十”字压痕的交叉点对准压痛点的中心。

消毒：按局部常规消毒。

进针：针尖对准皮肤“十”字压痕的中心，快速进针，当铍针穿过皮下时，针尖的阻力较小，进针的手下有种空虚感，当针尖刺到深筋膜时，会遇到较大的阻力，持针的手下会有抵抗感。

松解：松解是整个治疗的关键步骤。针刺的深度以铍针穿透筋膜即可，不必深达肌层，这样可以避免出血及减少术后反应。

出针：完成松解以后，用持针的棉球或纱布块压住进针点，迅速将针拔出，按压进针点 1～2 分钟。隔日 1 次，7 次为一疗程。

（2）注意事项：针具要严格消毒，防止感染。局部软组织存在炎症反应、有出血倾向、严重心脑疾患或脏器衰竭及肝肾等疾病及糖尿病患者忌用。

3. 小针刀治疗

（1）操作方法：选择痛点或软组织条索处，1% 利多卡因局部麻醉，用针刀局部进行粘连带的松解，刀法有：切、割、推、拨、针刺等，一般 1 次即可，不愈者隔 7 天做第二次。超微针刀疗法：选择痛点或软组织条索处，无须麻醉，直接针刺，切割深浅筋膜 1～3 刀。

（2）注意事项：刀具要严格消毒，防止感染。施术部位皮肤有炎症表现者；施术部位有重要器官、大血管、神经干等无法避开，可能引起损伤者；孕妇、月经期或有出血倾向者；有严重心脑疾患或脏器衰竭以及精神病患者；糖尿病患者有肢体缺血或软组织感染倾向者等，忌用小针刀治疗。

4. 梅花针治疗

（1）操作方法：将针具及皮肤常规消毒后，手握针柄，针尖对准叩刺部位，使用腕力，将针尖垂直叩打在皮肤上，并立即提起，用力要均匀柔和，遍刺腰部疼痛部位，3 日 1 次，3 次一疗程。

（2）注意事项：局部皮肤有疮疡、破溃或损伤等，孕妇、月经期或有出血倾向者；有严重心脑疾患或脏器衰竭以及精神病患者；糖尿病患者有肢体缺血或软组织感染倾向者等，忌用梅花针治疗。

5. 封闭治疗

根据病情需要，选用当归注射液等进行封闭治疗，每周一次，2 次为一疗程。严重心、肝肾脏疾病；局部软组织感染；糖尿病、肿瘤及结核病，禁用局部封闭。

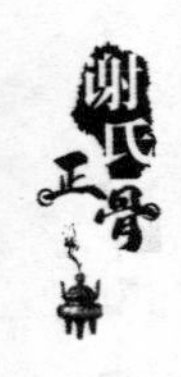

第十四节　第三腰椎横突综合征

第三腰椎横突综合征是以第三腰椎横突明显压痛为特征的慢性腰痛，又称为第三腰椎横突周围炎或第三腰椎横突滑囊炎。本病好发于各个年龄阶段，多见于体力劳动者。

一、病因病机

（一）病因

1. 正气不足，精血亏损，素体虚弱，腠理不密，卫外不固，风寒湿之邪乘虚侵袭，使痹阻肌肉、经络所致。

2. 饮食不调，恣食生冷，痰浊内生，阻滞经脉。

3. 腰部闪挫、负重劳损，气滞血瘀，阻滞经脉。

（二）病机

本病多因本有肝肾亏虚，由于腰部闪挫、负重劳损、骨痨等，或风寒湿之邪乘虚侵袭腰部，使经气阻痹，发则腰痛，活动受限。本病预后大多良好。

二、诊断要点

1. 有腰部长期慢性劳损或扭伤史。

2. 一侧为主的慢性腰痛，晨起或弯腰时疼痛加重，久坐直起困难，有时向下肢放射至膝部。

3. 第三腰椎横突末端压痛明显，可触及一纤维化的软组织硬结。

4. X线摄片可有第三腰椎横突过长或左右不对称。

三、特色治疗

谢氏认为，外治的同时注重内部的调理，因此，内治法显得很重要，数代人的经验总结，形成了一系列的内治验方、成药，部分已作为院内制剂大量应用，如归红活血丸、三七通痹丸、参鹿壮骨补肾丸等。

(一) 辨证口服中药汤剂

1. 寒湿犯腰证

证候：多见于有受凉受寒史者，腰部冷痛，肢体沉重，转侧俯仰不利，腰肌硬实，遇寒痛增，得温痛缓。舌质淡，苔白滑，脉濡缓。

治法：散寒祛湿、宣痹止痛。

方药：独活寄生汤加减。

独活 12 g，寄生 36 g，秦艽 15 g，防风 12 g，细辛 3 g，当归 15 g，川芎 12 g，芍药 12 g，熟地 20 g，杜仲 15 g，牛膝 15 g，党参 15 g，茯苓 15 g，甘草 5 g，肉桂 3 g。

寒胜者加制川乌、细辛。

风胜者重用羌活，再加防风或选用通痹丸 10 g，一天 2 次。

2. 瘀血犯腰证

证候：多见于有扭伤史者，腰痛如刀割针刺，痛处固定，拒按，入夜尤甚，腰肌板硬，转摇不能，动则痛甚。舌质紫暗或有斑点，脉涩。

治法：活血化瘀、通络止痛。

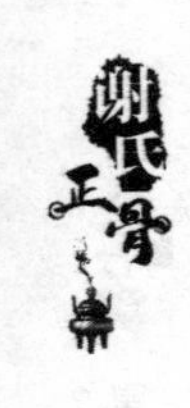

方药：身痛逐瘀汤加减。

桃仁 15 g，红花 12 g，当归 15 g，川芎 15 g，地龙 12 g，香附 12 g，羌活 12 g，秦艽 12 g，灵脂 12 g，没药 8 g，牛膝 15 g，甘草 10 g。

痛甚者可加苏木 15 g，三七粉 6 g 或选用活血丸 6 g，一天 3 次。

3. 湿热犯腰证

证候：腰部灼热疼痛，腰部沉重，转侧不利，渴不欲饮。舌质红，苔黄腻，脉濡数或滑数。

治法：清热、祛湿、宣痹。

方药：加味二妙散。

黄柏 1 g，苍术 15 g，牛膝 30 g，萆薢 20 g，当归 15 g，龟板 15 g。

湿热重者可加薏苡仁 30 g，木瓜 20 g，威灵仙 15 g 等。

4. 肝肾亏虚证

证候：多见于身体瘦高，腰肌不发达患者，有长期慢性劳损史，腰痛日久，酸软无力，遇劳更甚，卧则减轻，腰骨痿软，喜揉喜按。偏阳虚者面色无华，手足不温。舌质淡，脉沉细。偏阴虚者面色潮红，手足发热。舌质红，脉弦细数。

治法：滋补肝肾。

方药：虎潜丸加减。

狗骨 12 g，干姜 3 g，陈皮 6 g，白芍 12 g，锁阳 12 g，熟地 24 g，龟板 15 g，知母 12 g，黄柏 12 g。

酌加杜仲 15 g，枸杞 15 g，狗脊 25 g，续断 25 g，巴戟天 15 g 等补益肝肾、强筋骨之品。

（二）辨证分型中药熏洗

1. 寒湿犯腰证

治法：祛风除湿、通络和营。

用药：柚叶、橘叶、骨碎补、松针、风不动、桑寄生、牛膝、地龙、忍冬藤各 18 g，侧柏叶 30 g。水煎，加入黄酒 120 g熏洗患部，一日 2 次。

2. 瘀血犯腰证

治法：活血通络、消肿止痛。

方药：海桐豨莶汤。

海桐皮 15 g，豨莶草 15 g，伸筋草 30 g，透骨草 30 g，三棱 15 g，莪术 15 g，青皮 15 g，牛膝 15 g，红花 15 g，黄柏 15 g。水煎洗，一日 2 次。

3. 湿热犯腰证

治法：清热燥湿、凉血通络。

方药：活通洗剂。

生地 30 g，丹皮 20 g，赤芍 20 g，金银花 30 g，紫花地丁 30 g，黄柏 20 g，木通 20 g，丝瓜络 20 g，苍术 15 g，牛膝 25 g。水煎洗，一日 2 次。

4. 肝肾亏虚证

治法：补肝益肾、温筋通络。

用药：肉桂 50 g，吴茱萸 100 g，生姜 150 g，葱头 50 g。纱布包裹，放入热浴熏洗。

（三）谢氏手法治疗

手法治疗可舒筋通络、活血散瘀、祛风散寒，达到松解横突周围粘连，改善肌腱挛缩和筋膜增厚，从而解除神经束的刺激和压迫症状。方法步骤如下：

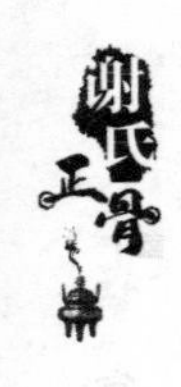

1. 术者双手拇指点按大肠俞、肾俞、腰眼、八髎诸穴，以酸胀为度。

2. 术者在第三腰椎横突部位由上至下，由轻到重反复施用滚法，亦可配合揉法，3 分钟左右，解除局部肌肉紧张。

3. 术者用拇指在第三腰椎横突部位，由轻到重地进行捻揉手法，患者适应后可点按横突尖端，停留一些时间，然后用弹拨手法由浅入深地垂直弹拨软组织硬结。

4. 最后以鱼际或掌根在患处以均匀和缓的散法，透热为度。

（四）针刺疗法

1. 毫针疗法

取肾俞、委中、后溪为主穴，据证配穴并施以不同手法，每日 1 次，每次选 3 ~5 个穴位，急性期每日 1 ~2 次，症状好转后间隔 1 ~2 日针刺，10 次为一疗程。针灸取穴常见有：肾俞、大肠俞、气海俞、秩边、委中、腰阳关等穴，除急性损伤外，肾俞穴使用补法，其余穴位可用强刺激或中等刺激。其中，肾俞穴为直刺并微斜向椎体，深 1 ~1.5 寸。委中穴直刺 0.5 ~1 寸，使针感向足底放射。督脉穴针刺，以气至为度。

辨证施治：

（1）寒湿犯腰证

治则：散寒祛湿、温经通络止痛。

处方：主穴 + 腰阳关。

操作：腰部俞穴用提插捻转补法并加灸，余穴均用提插捻转泻法，以得气为度，留针 20 ~30 分钟。

（2）湿热犯腰证

治则：清热利湿、舒筋活络、通经止痛。

处方：主穴 + 膀胱俞、阴陵泉、三阴交。

操作方法：针用提插捻转泻法，得气为度，留针 10 ~ 20 分钟。

（3）瘀血犯腰证

治则：活血化瘀、通经活络、理气止痛。

处方：主穴 + 病变节段夹脊穴、次髎、三阴交。

操作：委中穴用三棱针点刺放血，余穴用提插捻转泻法，留针 30 分钟。

（4）肝肾亏虚证

治则：滋补肝肾。

处方：主穴 + 命门、太溪、三阴交。

操作：用提插捻转补法，阳虚者，肾俞、命门加灸。

2. 梅花针疗法

主要刺激部位为皮部，通过皮部以激发经气、调和气血、通经活络，促进机体功能恢复正常。

（1）选穴：胸 12 ~ 腰 5 夹脊、腰眼及阿是穴周围，疼痛循经部位。

（2）操作方法：右手持针柄，用无名指和小指将针柄末端固定于手掌小鱼际处，针柄尾端露出手掌 1 ~ 1.5 cm，再以中指和拇指夹持针柄，示指按于针柄中段，运用腕关节弹力，均匀而有节奏地弹刺，落针要稳准，针尖与皮肤呈垂直角度，提针要快。不能慢刺、压刺、斜刺和拖刺。频率每分钟 70 ~ 90 次，痛点阿是穴重叩，使局部皮肤发红或微出血。叩后可拔火罐，拔出少量瘀血疗效更佳。

（3）注意事项：操作前应注意检查针具，凡针尖有钩毛或缺损、针尖参差不齐者，应及时修理，注意严格消毒，以防

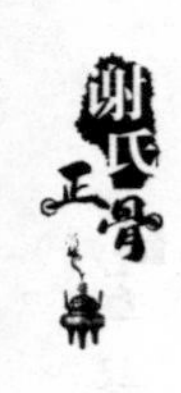

感染。局部皮肤有破损或溃疡者，不宜用本法。

（五）小针刀疗法

一般在病变第三腰椎横突处寻找压痛点，或在其他可触及硬结、条索之处寻找敏感点。然后进行具体操作：患者取俯卧位，暴露腰部，在患处和压痛明显处按“四步规程”进针刀。然后根据进针的部位决定选针的深度和相应的手法。针刀治疗结束后，如配合相应的手法、可使粘连组织进一步松解，防止再次粘连，从而提高疗效。

（六）其他疗法

1. 奄包

通过奄包热蒸汽驱寒除湿、驱除肌痹，又可以通过热蒸汽促进奄包内中药离子渗透到患者病痛所在，更好的疏通经络，消炎止痛。

2. 物理治疗

TDP 照射或红外线照射、激光针治疗、低周波治疗、立体动态干扰电治疗和磁热疗法等。

附 录

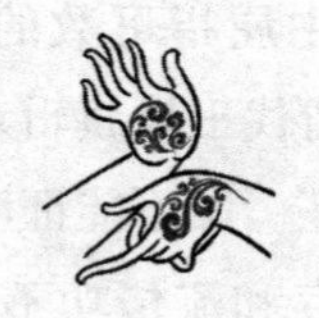

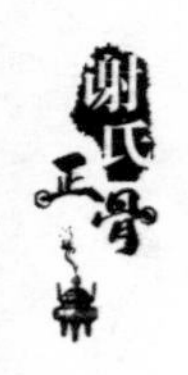

《全体伤科》学术思想探讨

谢氏正骨流派的学术思想与《全体伤科》一书的学术思想有很大的相似之处。故将编者的一篇论文附录如下，以供参考阅读。

《全体伤科》又名《全体伤科提要》（以下简称《伤科》），是祖国古代医籍中屈指可数的难得的一部中医伤科专著。该书出版之前仅以清代王焕旗辑录的一册手抄本存世，其著者以及撰年均无从考证。虽不能证明该书为王焕旗所著，但至少王焕旗对该书的保存和流传功不可没。直至1991年，中医古籍出版社将该书纳入“珍本医籍丛刊”，并由丁继华、单文钵点校出版，该书遂公之于世。

《伤科》一书共3卷，卷一首论跌打损伤的治疗总则及用药方法，卷二次列全体各部位跌打损伤的具体治法及用方，卷三再将所用诸方开载于后，共101方，末附医略。该书对骨伤科疾病的治疗，颇多精辟之论和独特经验，内容精要、条目清晰，其学术思想对后世医家很有启迪和借鉴作用。本文拟从《伤科》的治伤经验和用药思路探讨该书的学术思想。

一、推源溯流，明辨跌打损折

《伤科》卷一之“元论法”中载“夫伤有跌打损折之分：失足为跌，跌者从高而坠下，气逆血涌，脉散离经，宜祛瘀下气，引血归经；斗殴为打，打者拳械击扑，五脏反复，气血凝滞，须宣通经络，调和气血；破碎为损，损者皮肉破绽，血失气虚，该资脾肺二经，温养祛风；断骨脱骱为折，折者虽断犹连，筋骨重病，当和肝补肾，散瘀止痛。”寥寥数语，高度概括了何为跌，何为打，何为损，何为折，并将“跌、打、损、折”的病因、病机、治法一一阐明，这在诸多伤科医籍中可谓首屈一指。如今大多伤科医家治疗跌打损伤，不推病源，一概活血化瘀，《伤科》却指出：虽然都属跌打损伤，但药物治疗不能一概而论。跌者，宜祛瘀下气，引血归经；打者，须宣通经络，调和气血；损者，该资脾肺二经，温养祛风；折者，当和肝补肾，散瘀止痛。这对我们临床治疗跌打损伤具有指导意义，值得临床借鉴。

二、另辟蹊径，治伤不忘疏肝

肝主疏泄，肝的疏泄功能对气机的调畅有着重要的作用，而血液的运行有赖于气的推动作用和气机的调畅，所以肝主疏泄功能正常，气机调畅，便能够促进血液营运不休。《伤科》中言：“跌打损折曰伤，毋论何经之伤，必归于肝。气血不通，而痛甚者必汗，自来汗属风，风亦属肝。”又言“经云：治风先治血，血行风自灭。破血行经，必先治其肝。”阐述了《伤科》“治伤不忘疏肝”的学术思想。所以该书治伤，喜用“青皮”一药，因青皮归肝经，辛散温通，苦泄下行，善于疏肝破气。大多伤科医籍中，行气惯用陈皮、枳实、木香之类，而《伤科》却另辟蹊径，选用疏肝破气之青皮，不仅可以行气散结止痛，更兼疏肝理气之功，而奏肝疏、气畅、血行之效。

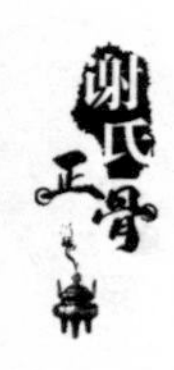

三、活血理气，首推当归青皮

《伤科》曰："伤科之要，专从气血分别。"又曰："其痛游走属气，当理气活血。其痛凝滞属血，宜活血理气。所以青皮、当归为方之主。"活血理气为伤科医家治伤之总则，《伤科》一书明言"青皮、当归为方之主"，足见其活血理气，是十分推崇"当归"和"青皮"了。该书将所用诸方开载于后，专列一卷于卷三。据笔者统计，除外膏剂、熏洗剂等，内服方共81首。其中用当归者最多，共61首，频率高达75.31%；用青皮者共27首，频率高达33.33%；而青皮和当归皆用者共22首，频率为27.16%。这充分显示了"当归"和"青皮"在《伤科》用药中的重要地位。无独有偶，笔者亦曾对唐代蔺道人所著《仙授理伤续断秘方》的用药做过统计，《仙授理伤续断秘方》共载方46首，其中用当归者亦最多，共27首，频率高达58.70%。历来医家皆认为"三七"为"伤科要药"，笔者则认为："当归"又何尝不是"伤科要药"呢？当归辛行温通，即可补血调经，亦可活血止痛，为活血行气之要药。但《仙授理伤续断秘方》中用青皮的方剂只有2首，频率仅为4.35%，这正是《伤科》用药的高明之处，更进一步说明了《伤科》"治伤不忘疏肝"的学术思想。

四、善用引经，重视四时用药

历来伤科著作大多重视使用引经药，其中影响深远、广为流传的当属明代异远真人所著《跌损妙方》中的"用药歌"，以诗歌为体裁，介绍了部位引经用药和随症加减用药。《伤科》一书亦善于使用引经药，并将"引经"专列一篇于卷一之中，与“用药歌”相比较，不仅介绍了部位引经用药，且大大丰富了随症加减用药。中医伤科内治法中，不仅需要辨证施治，还应正确运用引经药以集中药力，引达病所，达到药力治病的目的，《伤科》中“引经”一节值得我们临床借鉴。另外，《伤科》中载：“春月宜加辛温之药，薄荷、荆芥之类，以顺春升之气。夏月宜加辛热之药，香薷、生姜之属，以顺夏浮之气。长夏宜加甘苦辛温之药，人参、白术、苍术、黄柏之属，以顺化成之气。秋月宜加酸温之药，芍药、乌梅之品，以顺秋降之气。冬月宜加苦寒之药，黄柏、知母之属，以顺冬沉之气。”此论述虽载于《伤科》，其实源于明代李时珍的《本草纲目·四时用药例》，这与中医药理论“升降浮沉则顺之”的观点完全符合。但《伤科》能将“四时用药”运用于伤科领域，亦属一大创举。启示我们在临床治伤用药时，应根据时令季节的不同，应用不同药性的药物以增强临床疗效。

五、博采众方，治伤灵活权变

《伤科》卷二专论跌打损伤的具体治法及用方，依次论述“跌打损伤主治”“断骨脱骱整治”“头额损伤”“肩骱脱”“臀骱脱”等，共38则，每则论述内容精要、明晰易懂。其中以“跌打损伤主治”论述最为精辟，按照损伤的不同部位选用不同的方剂，如：“左肋伤，法当顺气，宽胸通利痰食，活血止痛散加枳实，次服琥珀丸”“背脊骨伤，疏风顺气补血汤，补中益气汤，吉利散，和伤丸”“两膝伤，提气活血汤，止血接骨丹，壮筋续骨丹”等，条分缕析，不胜枚举。我们可以看出，《伤科》治伤，多采用2~3方的组合。《伤科》之“十害法”中言：“医伤之害，惟赖一方一药，全无收效”。说

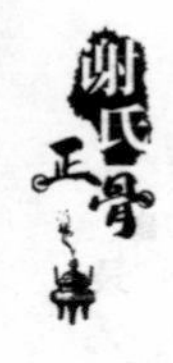

明《伤科》治伤，为了增强疗效，避免使用单方单药，而是将2～3方同时使用，或顺次服之，或内服外敷，或朝服一方，夕服另一方，双管齐下，以促进疾病速愈。这一思想值得我们伤科后辈学习借鉴。另外，《伤科》将卷二中应用的经验之方汇编于后，列于卷三，共计101方。同时将其功用主治、方药剂量、煎服法详细载于各方之后，并记载了许多丸、散、膏、丹制剂的制备过程，如“百草霜”“接骨膏”“和伤琥珀丸”“封口金疮药”“金龙卸甲散”等。更有“熏”“吐”“行”“熨”“罨”“御”“窑”等伤科特色治法。方药实用、唾手可得，所主伤科病证涉猎甚广，是一卷不可多得的伤科方药专篇。

六、结语

《伤科》是一部实用价值很高的中医伤科专著，其治伤理论及临床功夫精深纯熟，阐述了作者独具匠心的学术思想和十分丰富的治伤经验，对中医伤科学的发展有着巨大的贡献。我们作为伤科后辈，不仅要学习《伤科》的学术思想与治伤经验，更要学习其勤于总结、勇于实践、实事求是、善于创新的治学态度。但该书由于当时社会和历史条件的限制，其中夹杂着一些不妥当的说法，或不科学的内容，我们应当去其糟粕，取其精华，用科学的思想和方法加以吸收和利用。